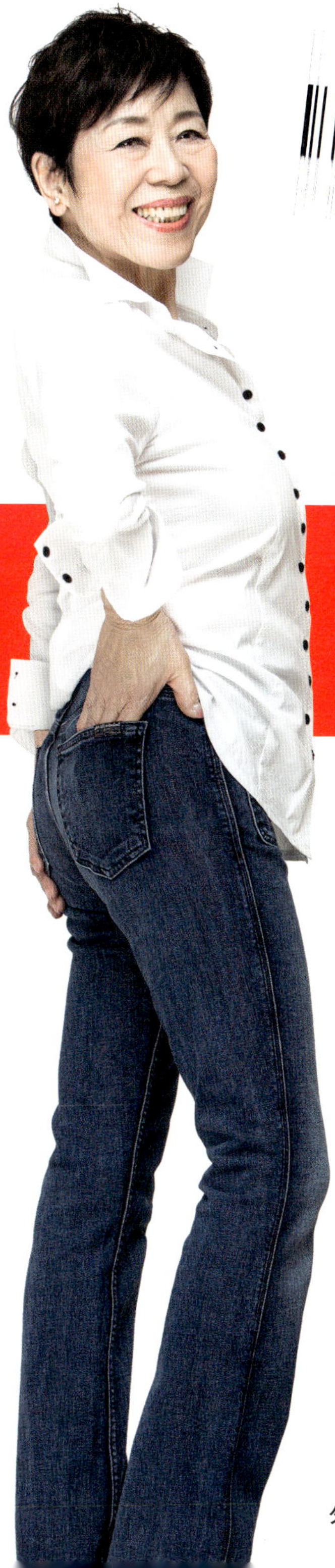

100万人のおしりを触ってたどり着いた
超・健康の極意

おしりが上がる驚異のきくち体操

菊池和子
「きくち体操」創始者

ダイヤモンド社

特別企画

菊池先生に叱られる!

ボーッと動いてるんじゃないわよ!

生徒さんを見ているとつい雷を落としてしまいます。教室の空気が凍ったり、爆笑が起こったり。大事なことを伝えるのに必死で、つい言いすぎることもありますが、お許しくださいね。

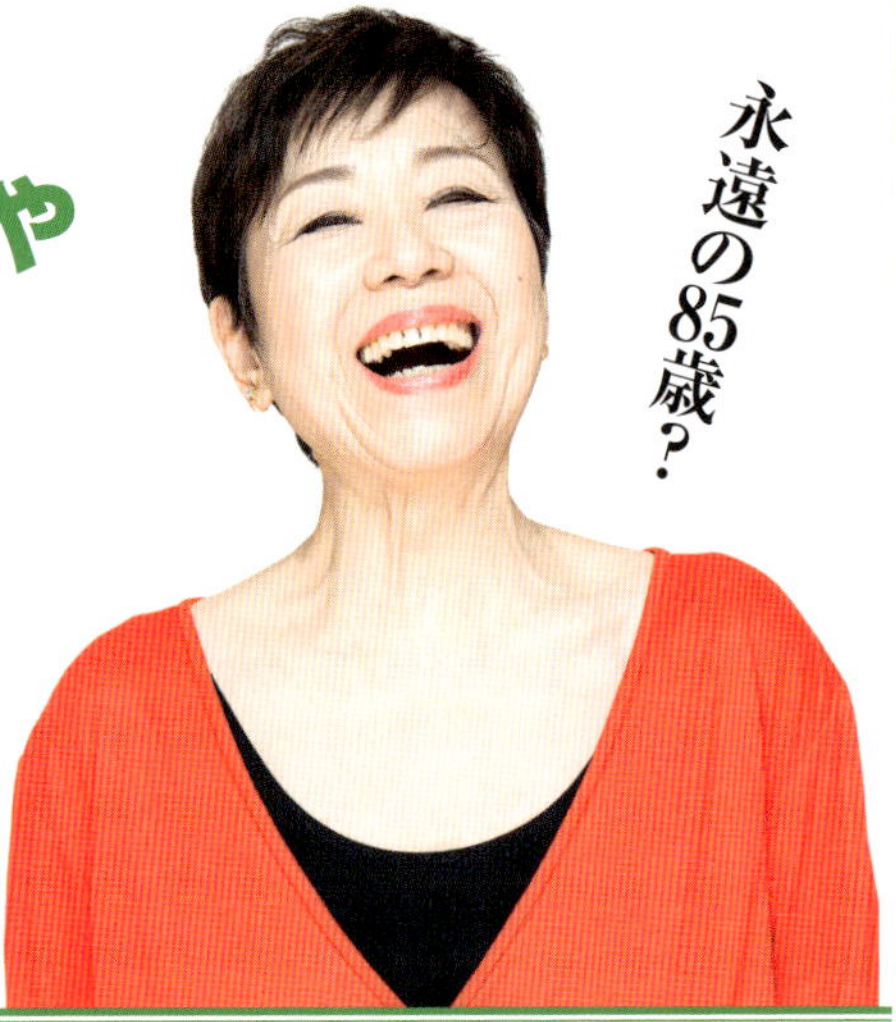

永遠の85歳?

今この瞬間も年をとっているし、明日も年をとるのよ!

年をとれば弱るし、年をとればとるほど弱るスピードも加速していく。だからそのスピードに負けないように、体を保っていけるように毎日体を動かす。休んだらその間にもどんどん年をとって弱ってしまうのですから。

自分のおしりをちゃんと見たことある? 見ないで死んでいく人、けっこういるよ。

おしりは本来体の後ろにあるものですが、弱ってももの真横に落ちてきている人の多いこと。鏡で見て、触って、意識して動かしてください。おしりが上がると、体に力がついて、頭もはっきりする。顔つきも変わって、みんな賢そうな顔になる。おしりを意識すると、そのくらい全部引き締まるのです。

誰も代わりにやってくれないよ！

自分の体は自分で動かしてよくしていくしかないのです。

頭を使ってやらないと、どこが弱っているかわからないよ

ただ体を動かすのではなく、右の股関節はまわしやすいけど左はうまくまわせないとか、きのうは腹筋で起き上がれたのに今日は頭を上げるだけで精一杯とか、いつでも自分の弱っているところ、動かし足りていないところに気づくことが大事。

ひまがなくてもやってね！

どんなに忙しくても、時間をひねり出して体を動かすということ。たとえ家族のお世話がたいへんでも、自分の体をほったらかしにしてはダメなのです。自分を大事にするために毎日やろう。

体を動かさなかったら、食べないで！

お腹をねじる動きをするときに、あぶら身たっぷりの生徒さんに向かって言った言葉。体を動かせば筋肉が育つけど、食べるなら体を動かさないとあぶら身だらけのお腹になってしまうよ。

腹筋は、あちらに行ってもやってね！

三途《さんず》の川を渡ったら腹筋をしても命は蘇《よみがえ》りませんが、死んでもやるくらいの覚悟で腹筋を弱らせないでねという金言。

ももが細くなってたるんできたら歩けないわよ！

ももとおしりで体を支えている。だから、ももは筋肉で太くて、おしりも筋肉で大きくないと歩けなくなる。

もっと簡単に体がよくなる方法があるなら、私が聞きたいわ！

きくち体操をはじめてやる人が「もっと簡単によくなる方法ないかしら？」と言ったときに飛び出した言葉。人間の体は毎日、朝昼晩とコツコツ食べて、体を動かして生きているのだから、体に対して簡単とかラクな方法はないのです。

きくち体操は、体の動かし方を教えているんじゃないわよ。体への意識の仕方を伝えているのよ！だからただの体操じゃないの。

菊池先生の授業の半分くらいは体の仕組みの話を聞くだけなのに、生徒さんの体がよくなるのを見て「どうして？」と質問を受けたときの先生の答え。頭を使って体を動かすから体がよくなっていくのです。

体を動かしているから、生きていられるのよ！

動いていないところから弱っていくよ。体を動かしていれば脳も体も保っていける。ボケたり寝たきりになりたくなかったら体を動かさないと。

筋肉が使えなかったら脳もダメになるわよ！

体に意識を向けて動かせば筋肉が育つ、筋肉に力がつけば骨も丈夫になる。筋肉を使うと脳が活性化する。だから、筋肉が弱ると脳も使えなくなる。

サボりたくなったら、体に申し訳ないと思って！

あなたが自分の体を動かさないせいで筋肉が弱って、その素晴らしい仕組みを生かさないでいると、本当にもったいないよ。

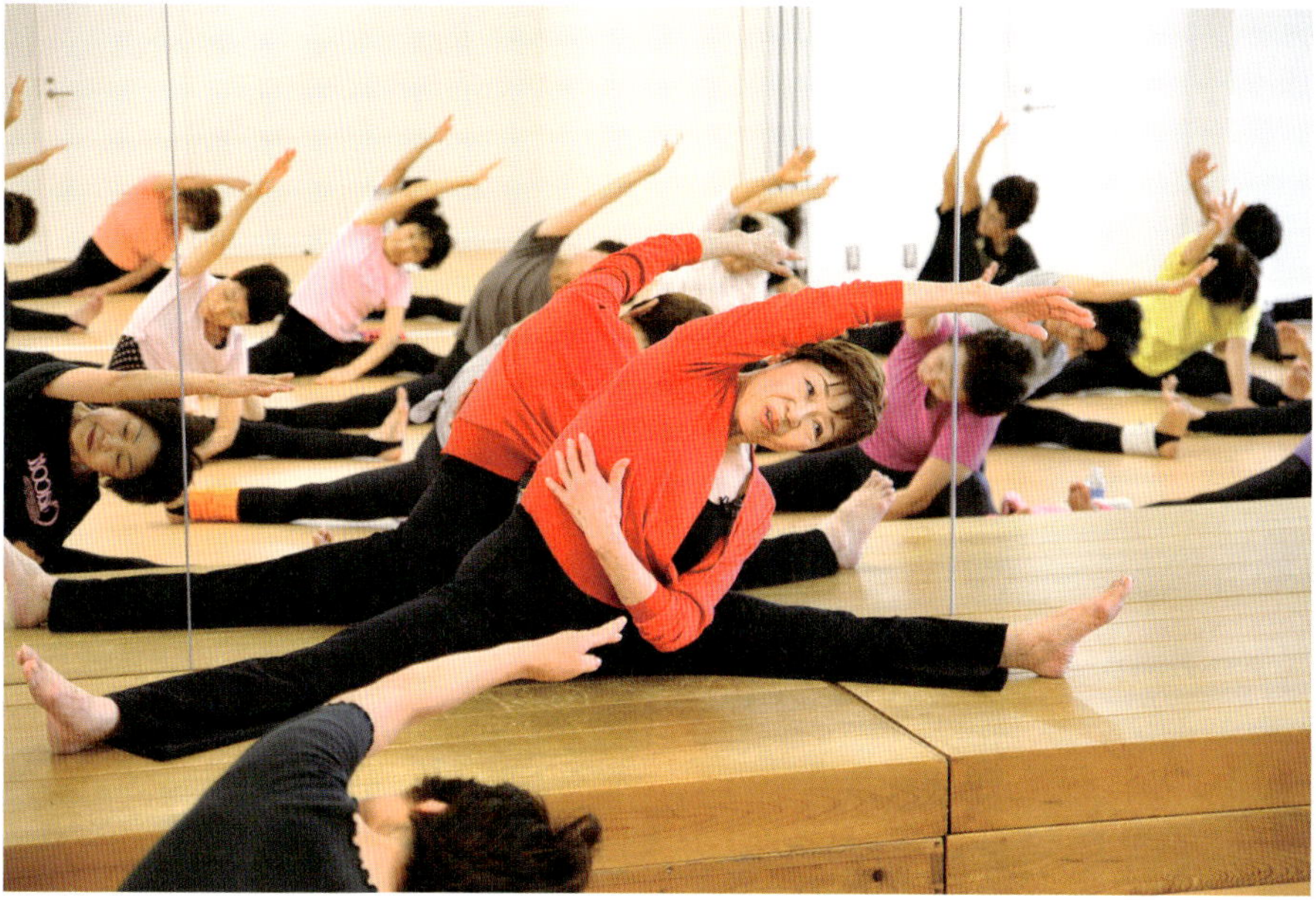

体は丸ごとでひとつなの。どこかが弱ったら、全部が弱るわよ！

全身の筋肉はつながっているので、どこかが弱ればそこにつながっている筋肉はどんどん弱っていく。だからどこもダメにしないことが大事。

「めんどくさい」って言わないの！

「めんどくさい」と言って便利な道具ばかり使っているのは体がダメになっていく近道。めんどくさいとか、好きじゃないからやらないと言ってると、足も手も頭も目も、確実にダメになる。

筋肉はなんぼでも復活するよ！

たとえ風邪をひいて3日くらい体を動かせなかったとしても、骨折して体を動かせない日があっても、一生懸命やれば必ず復活できる。あきらめないで。

はじめに

おしりは、生き方――。
死に際《ぎわ》まで強く、美しく！

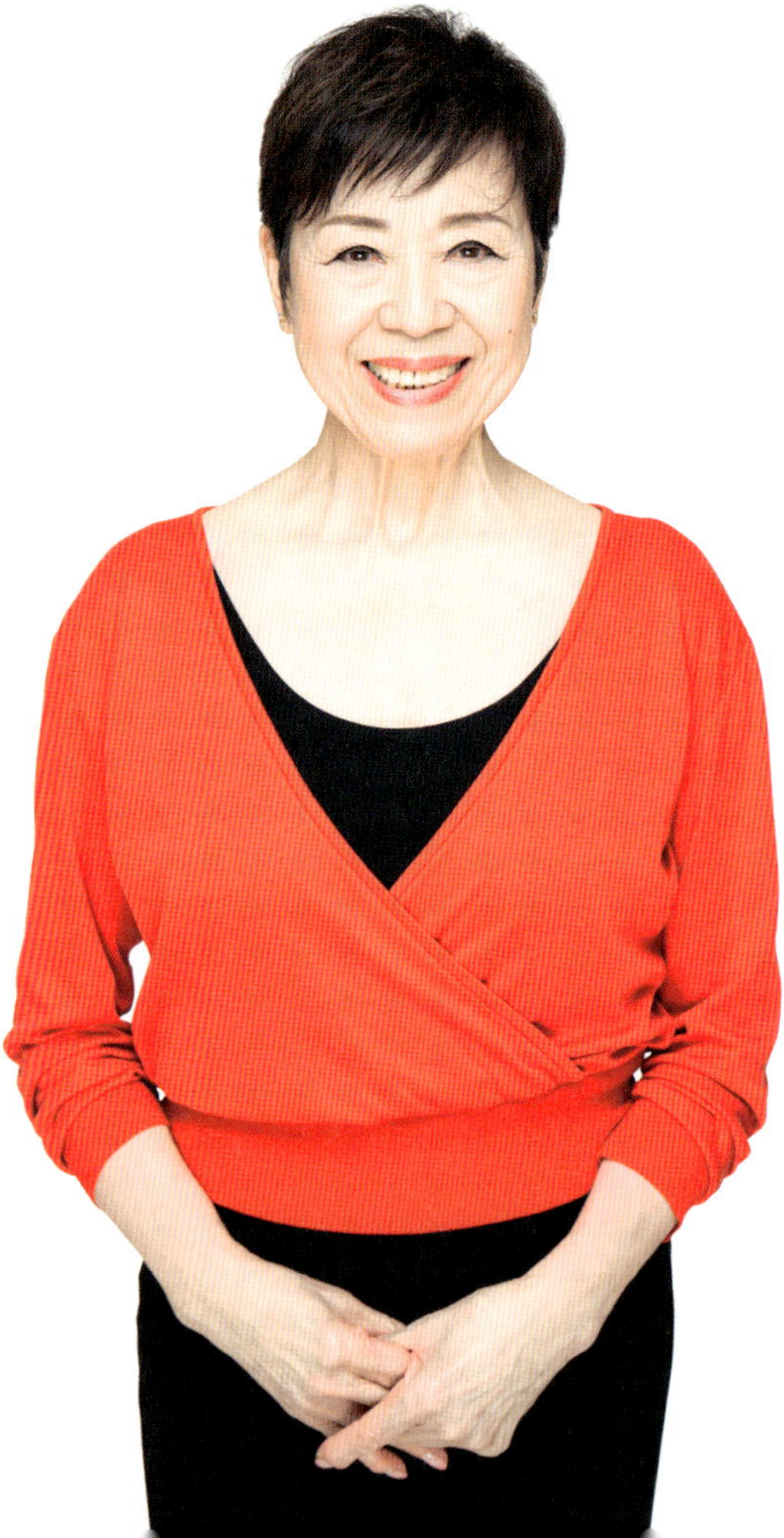

「きくち体操」を教え始めてから50年以上、教室でののべ100万人以上のおしりを見て、触って、強く思うことがあります。

おしりがピンと上がっている人は、背中もピカピカで美しく、元気できれいで、若いエネルギーがみなぎっています。80歳でも90歳でも、みんなそうです。

おしりがたるんで下がっていると、背中から首から全部衰えて、後ろ姿に力がなく、美しくなくなってしまいます。40歳、50歳でも、そうですよ。

「きくち体操」が他の体操と違うのは、脳に体をつなげて動かすというところ。脳でおしりを意識しながら動かして、おしりにちゃんと筋肉をつけていけば、自然とお腹も凹むし、肩・腰・ひざの痛みも消えて、尿トラブルもなくなります。病気は寄りつかないし、頭もはっきりして、気持ちも明るくなります。

今は「人生100年時代」といわれて、長生きが普通の時代になりました。便利な世の中で、体を動かすことが本当に減ったので、日常生活で使わなくなった筋肉を意識的に動かさないと、脳も体も弱っていきますよ。

人生の最後まで、元気で幸せに暮らすために、自分の体に感謝して、強く、美しく生きたい。時代の変化とともに、新しい生き方を考える必要があると感じています。

この本では、これだけで必ず体が変わる動きを厳選して紹介しています。ぜひ習慣にして、皆さんの健康のお役に立てていただければ幸いです。

「きくち体操」創始者

菊池和子

1章

おしりが若い人は、元気できれい

2章

3章

おしりを使って基本のきくち体操

4章

日常生活のきくち体操

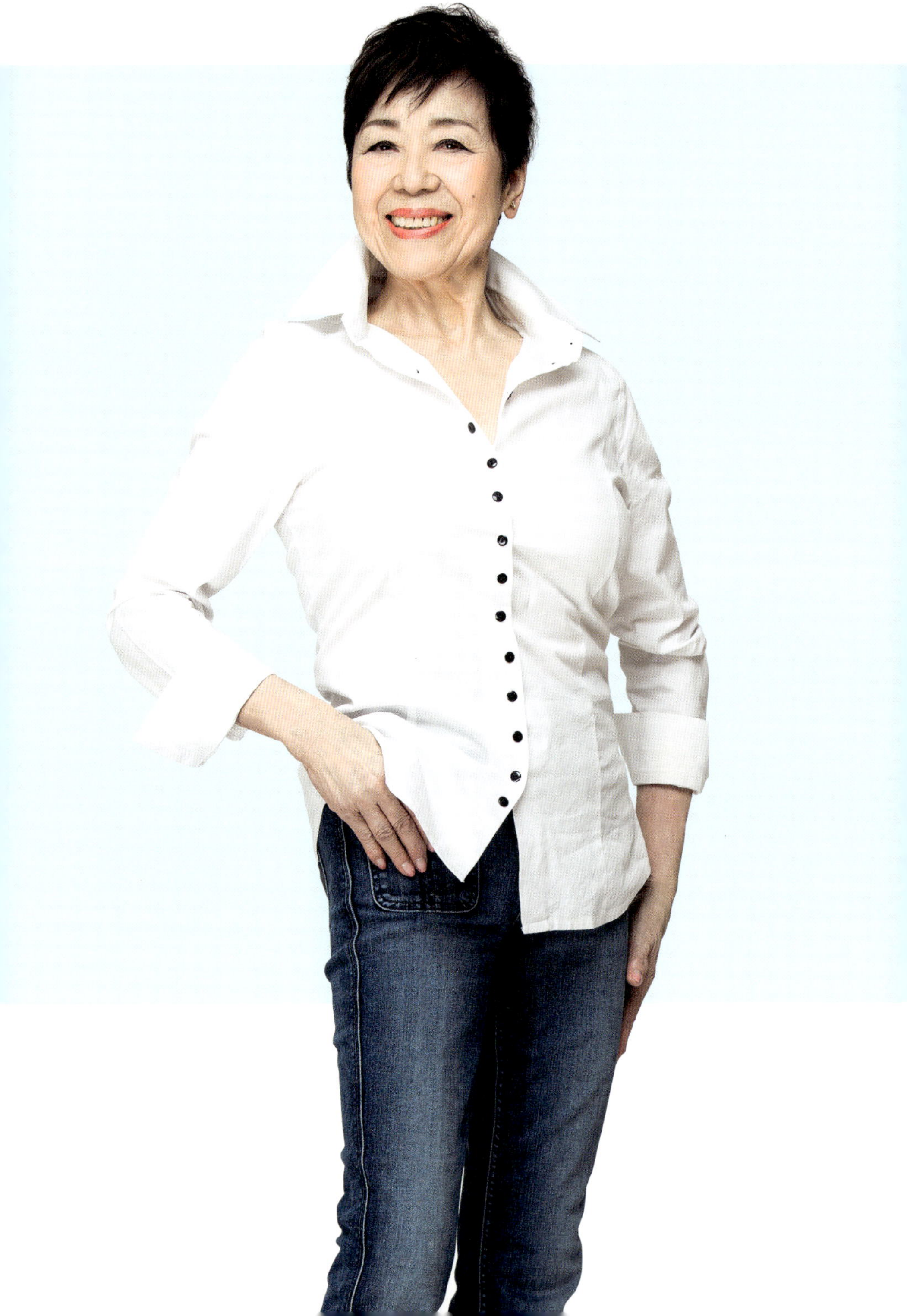

まさか、おしりにクリーム塗ってない人いるの？

おしりが若い人は、元気できれい

1章

私は毎日朝晩、自分のおしりを鏡でチェックしています。お風呂上がりには全身にクリームを塗りますが、おしりはどこよりちゃんと、2倍くらい塗っています。おしりは大事！　おしりに感謝してちゃんと生かすと、何歳でも若々しくいられると思うのです。

おしりは大事！

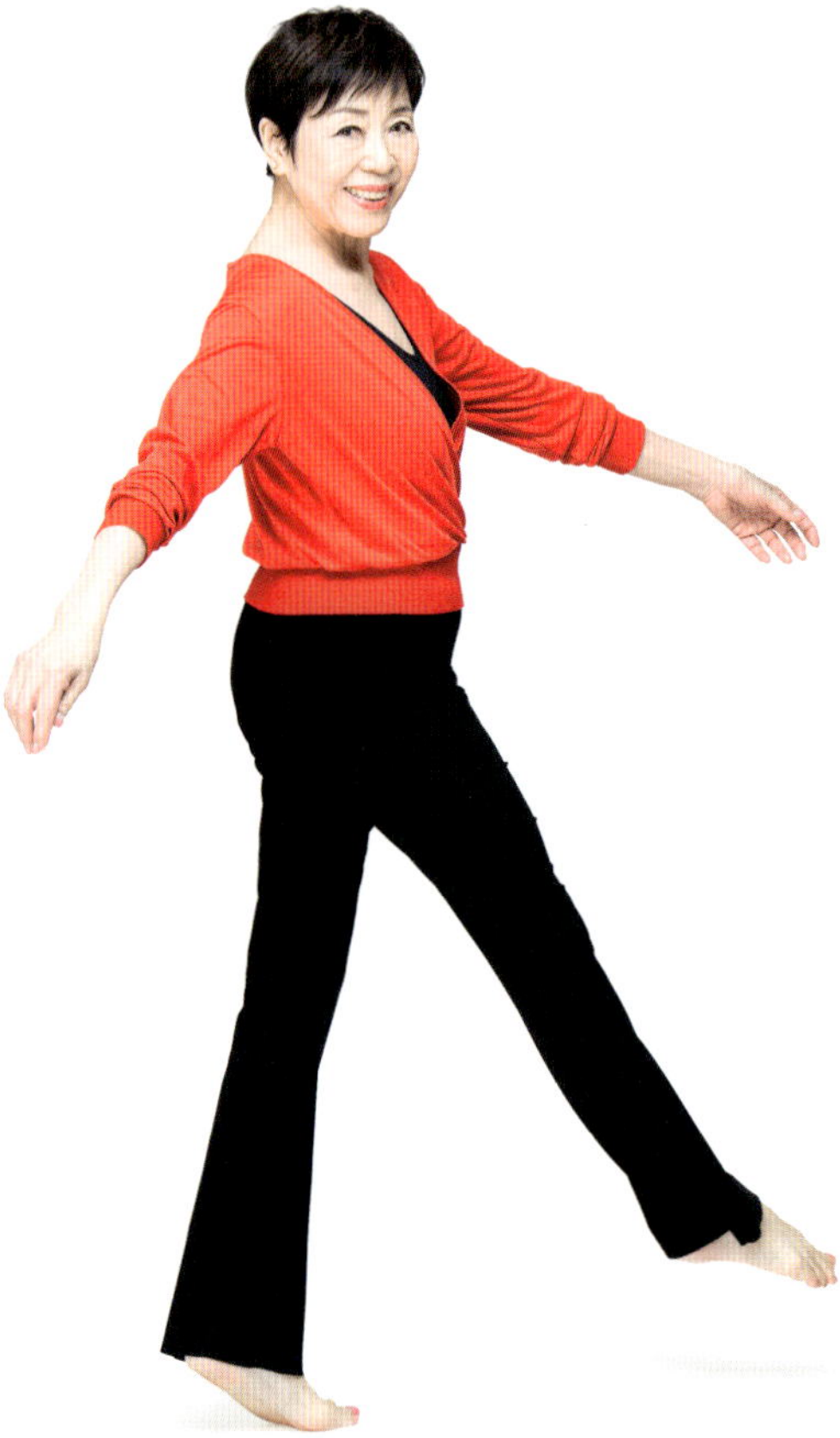

元気できれいな体をつくるおしりの秘密とは？

よく「老化は足から」なんて言われますけど、本当は、おしりが肝心なのです。

私たちがひざを伸ばして、背中をまっすぐにして、２本の足で立てるのは、おしりにたくさんの筋肉があるからです。立ち上がったときに、重い頭と上半身を下から支えているのはおしりなのですから。

おしりの筋肉さえ保っていれば、いくつになっても軽やかに歩けるし、スキップだってできますよ。

えー!? まるで別人の図!!

菊池和子85歳。おしりを下げただけで、この違い!

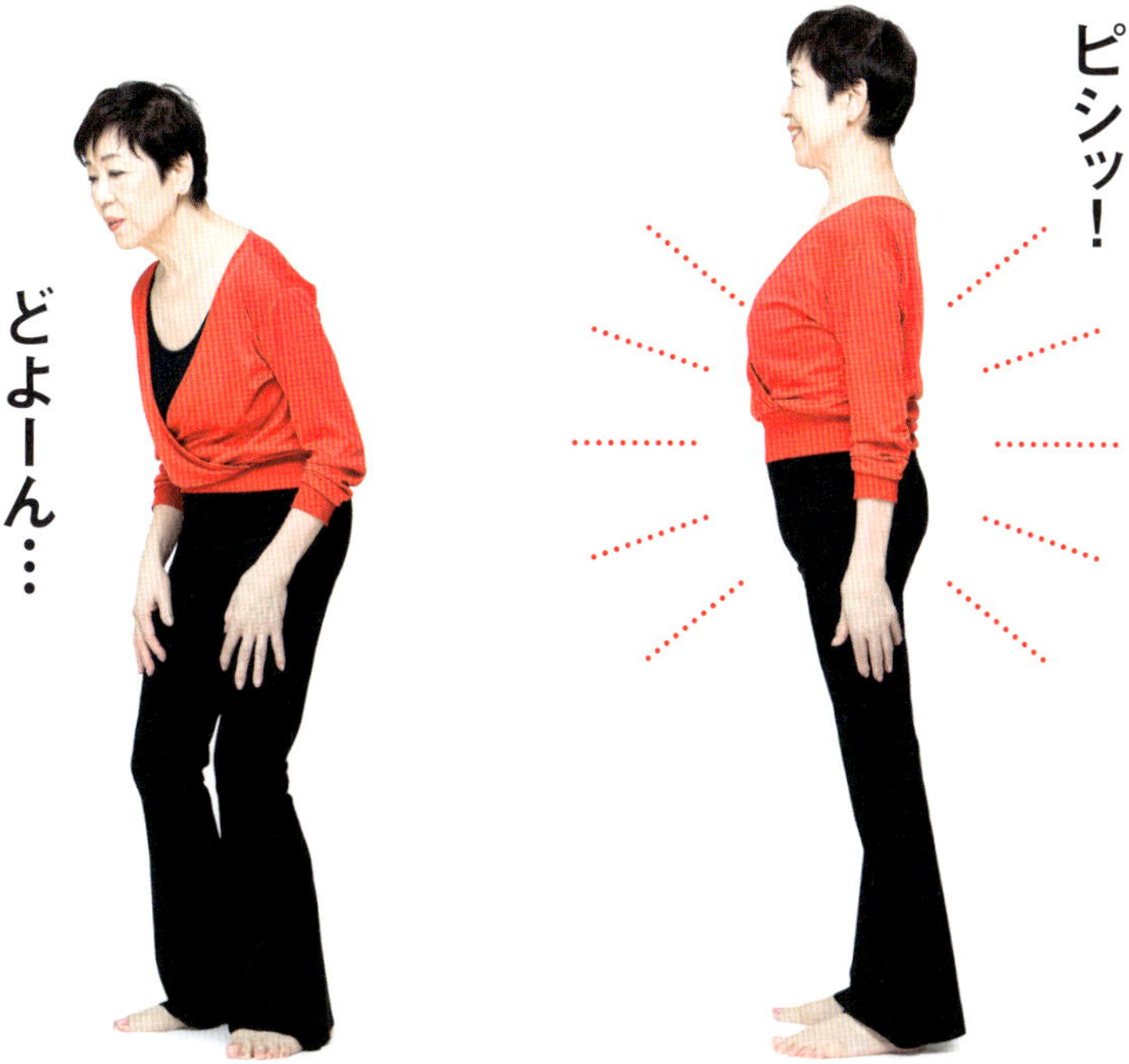

意識しないと、若くても おばあさん体型になる⁉

おしりが大事だということに気づかず、「疲れた～」といって背中を丸めて、ひざや腰をゆるめてばかりいると、年齢に関係なくおばあさんのような体型になっていきます。

私が講演会で、「みんな、こんなふうになっていない？」と、おしりをだらりと下げてひざを曲げて見せると、会場がどっとわきますが、笑っている場合じゃないです。

日ごろから「おしりは大事！」と意識していると、おしりがプリッと上向きになって、体がしゃんとします。猫背にならないし、お腹は凹《へこ》むし、腰も痛くなりません。自然と元気もわいてきて、表情だって明るくなりますよ。

思えばずっと、おしりは大事だった

教室で毎日たくさんのおしりを見ていると、「あ、このおしりはたくさん動いているおしりね」「若いころから全然気にかけてもらっていないわね」「昔は動かしていたけれど、今は忘れられているのね」……そんなことがすぐにわかります。おしりが、その方の歴史を物語っているのですね。

おしりが痛くなるほど歩いた女学校時代

今で言えば中学生でしょうか。女学校の学生だったころ、私は毎日4キロの道のりを歩いて学校へ通っていました。それでも生徒のなかでは近いほうでした。

履物は、下駄《げた》。田舎でしたから、みんなそんな感じの時代でした。下駄で毎日往復8キロなんて今では考えられませんが、それが当たり前だったのでつらいとも思っていませんでした。

道路も舗装されておらず、石がゴロゴロ転がっている砂利《じゃり》道でした。ちょっといい桐の下駄を買ってもらったときは、もったいなくて下駄を手に持って裸足《はだし》で歩いたこともあります。セーラー服を着て、スカートをはき、かばんをしょって、手には下駄、足は裸足。それでも誰もおかしいなんて思わなかったのですから、今思えばのどかな時代です。

下駄を履いて毎日それだけの距離を歩いていると、何が起こると思いますか？　下駄が5本指のあとどおりにへこんでくるんです。靴を履くようになって足の指を使えない人が増えましたけれど、下駄が当たり前だったころの日本人は、どれだけ足の指の力が強かっただろうと思います。

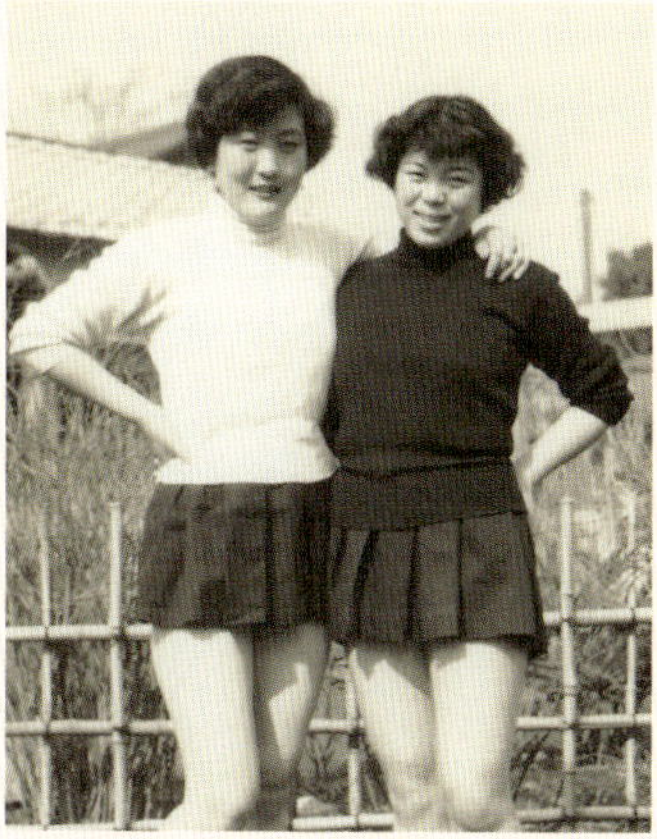

学生時代、友人と（右）

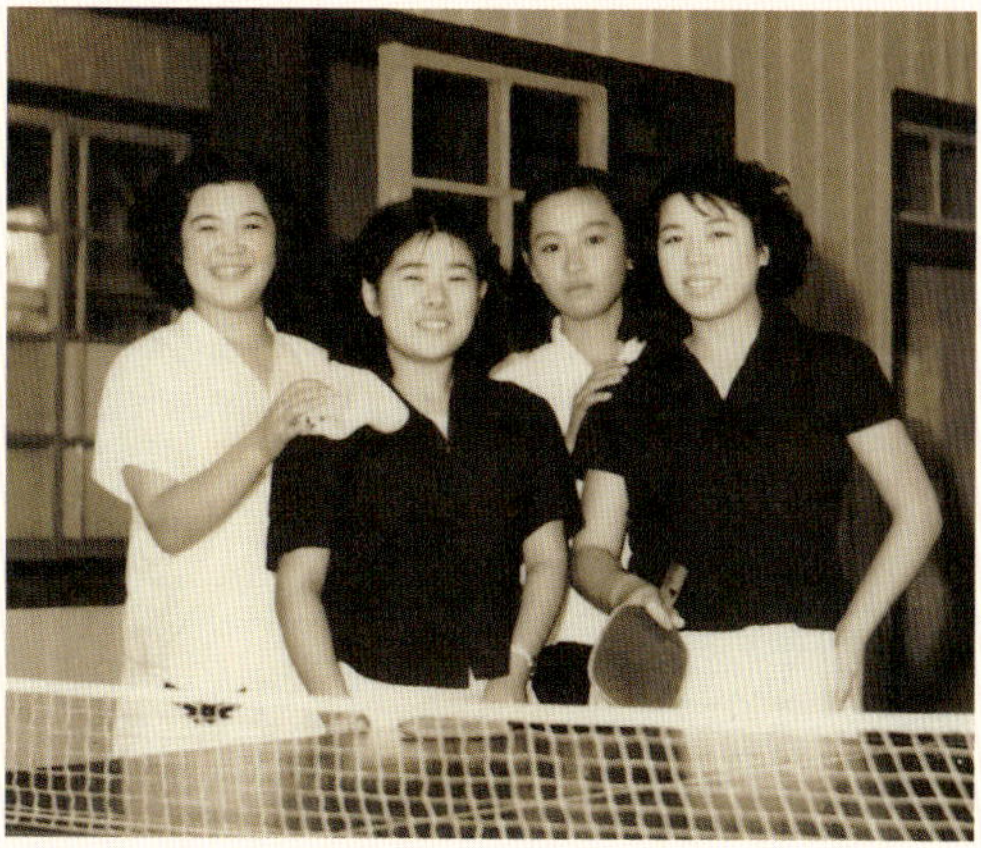

卓球選手だった（右端）

それだけ歩けば足もさぞ疲れただろうと思われるかもしれませんが、私たちはよく「おしりがくたびれたね」と言っていました。足よりもおしりが疲れてだるくなってくるので、こぶしでおしりをカンカンたたいたり、川の土手に腰掛けて友達といっしょに一休みすることもありました。「おしりがくたびれる」という感覚は、今思うと優れた感覚だったと思います。ひざから下だけでちょこちょこ歩いていたら、とても学校までたどり着きません。自然におしりから足指まで全部、めいっぱい使って歩いていたから、「おしりがくたびれた」のだと思います。

卓球が強くなったのはおしりのおかげ

女学校と大学では、卓球の選手でした。

当時の卓球は今と全然違って、フォアハンドの選手は、球がどこへ来たって必ずフォアハンドで返し、バックハンドを使うことはなかったんです。ですから、フットワークを使って前後左右に少しでも速く、遠くへ動かないと勝てませんでした。そのために、いつでもつま先に重心を置いて足を開いて構えて立ち、反射的にパッとすぐ動けるよう訓練しました。この

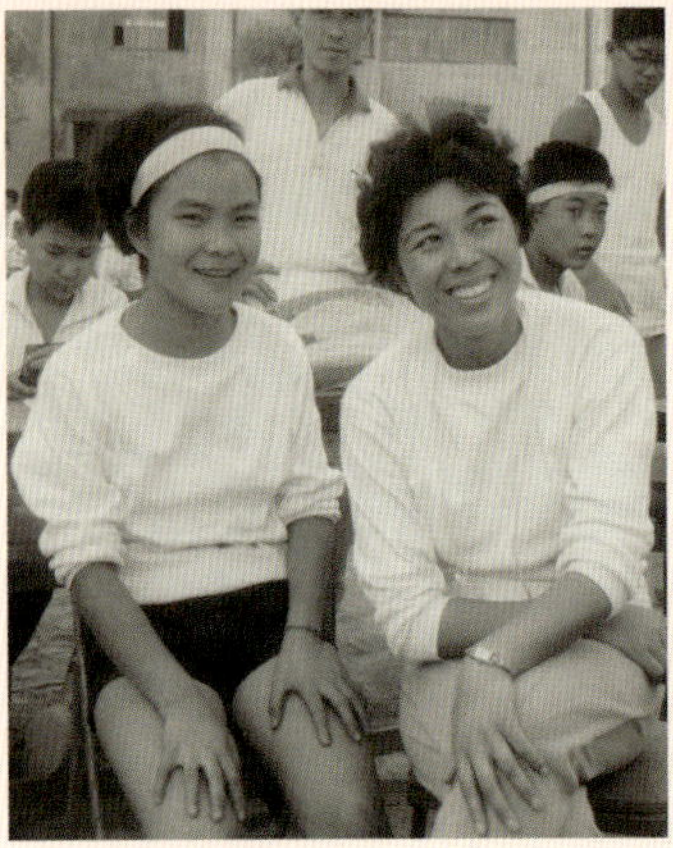

体育教師だった（右）

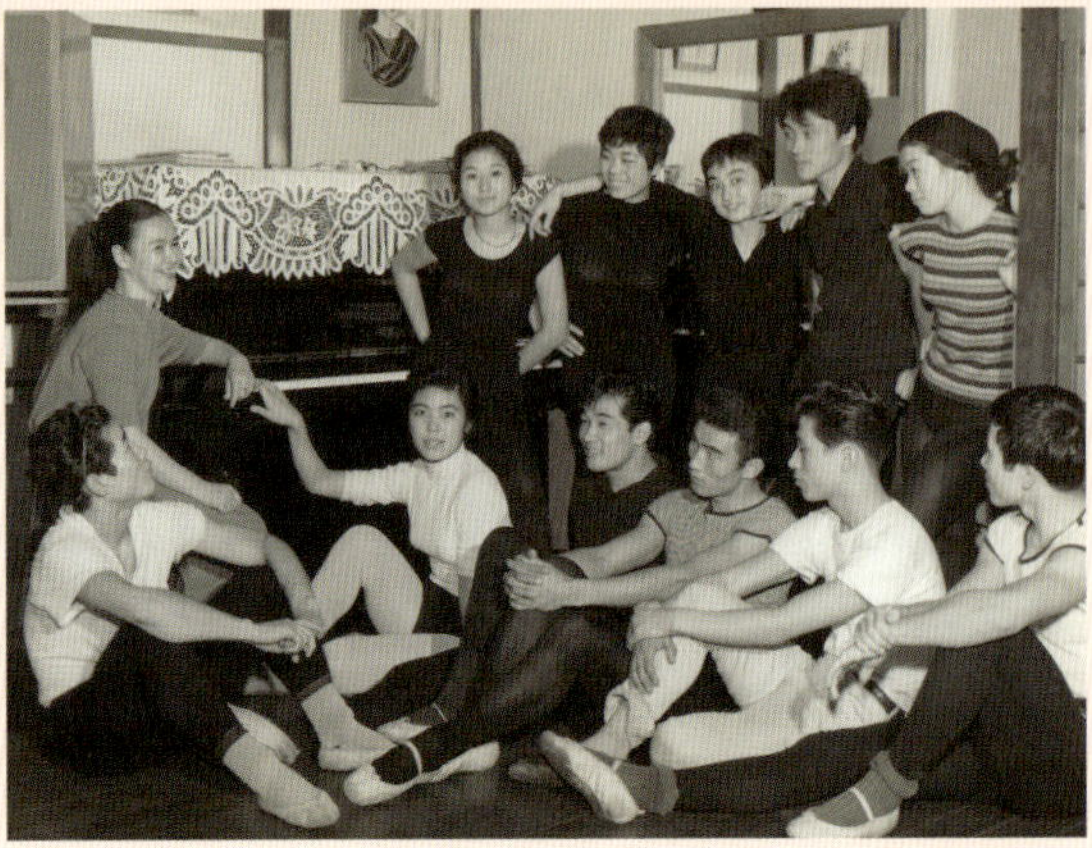

ダンス仲間と（後列右から4番目）

体勢や動きも、おしりをよく使う動きですね。おしりのおかげか、女学校時代は県の代表選手として、国体に出場することもできました。

ダンスでもおしりが役立った！

大学では、卓球と同時にモダンダンスもやっていました。

ダンスでは、左右のおしりがきゅっとまとまっていないと美しく見えません。皆さんも鏡を見ながらやってみてください。おしりを寄せずに振り返ったときと、おしりを寄せて振り返ったとき。肩から腰、ワキからおしりのラインがまったく違ってきます。腕を上げるポーズだって、ただ上げるのと、おしりから上げるのでは全然違うのですよ。

おしりを使うと、重心がうんと上にいくので、どこから見ても美しくなるのです。踊りこそ、おしりが肝心だと思います。

体の仕組みを知れば知るほどおしりが大事だった

こうして振り返ってみると、下駄での通学にしろ、卓球にしろ、踊り

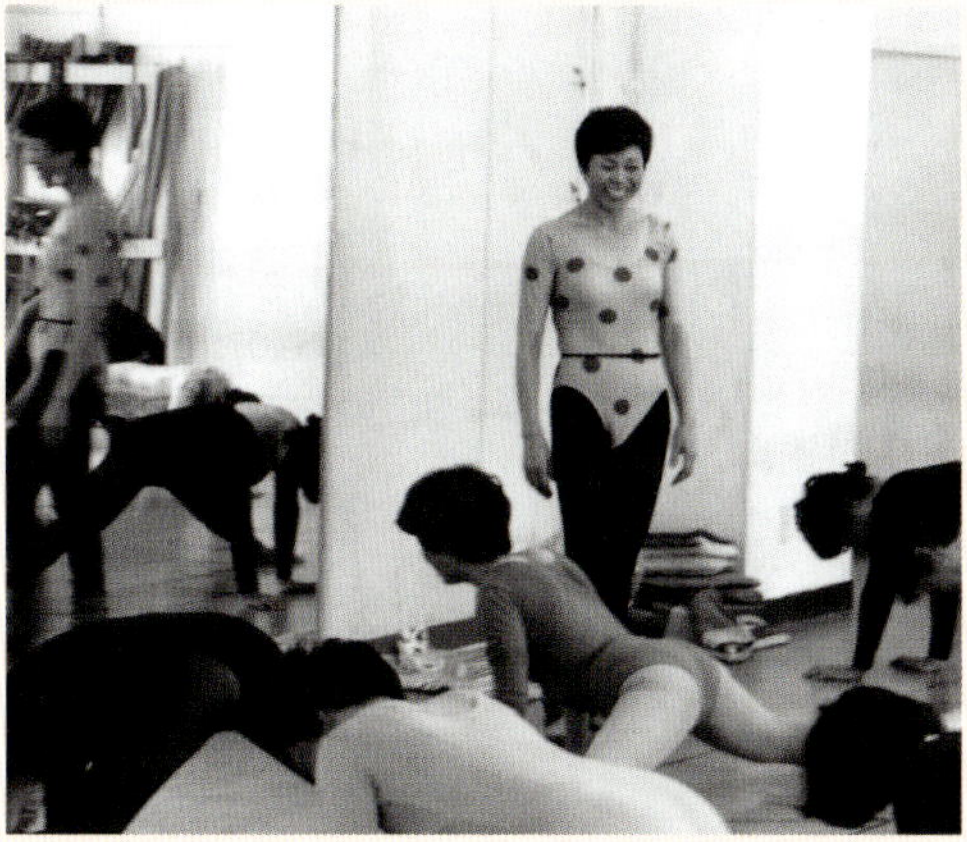

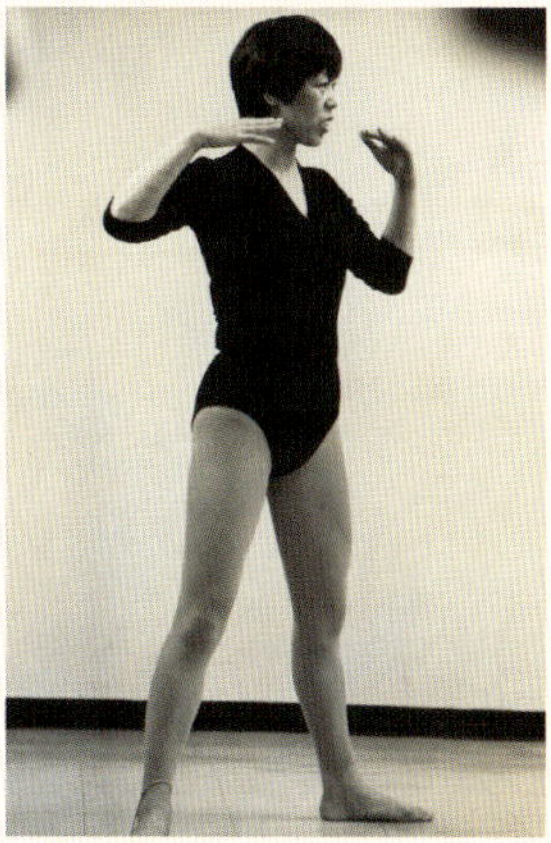

体操教室を始めたころ

にしろ、無意識のうちにおしりを鍛える行動を、ずっとしてきたのかもしれません。

体操教室を始めたころは、おしりがそんなに大事とはまだ気づいておらず、「指は大事よ!」と言って指導していました。立つときもふんばるときも、ひざを曲げて支えるときも、何をするにも足の5本指をしっかり使って地面をつかむことが基本になります。ですが、やってみると、そうやって足の指に力を入れるときは必ず、おしりの筋肉も使っているのです。

「おしりとお腹はきょうだいよ」と言って指導をすることもあります。お腹をぐっと引っ込めてすっと立とうとすると、必ずおしりにも力が入りますよね?

土を耕して、下駄や草履《ぞうり》で過ごしていたころの日本人はみな、背は小さく足は短いけれど、強靭《きょうじん》な下半身を持っていました。それが靴の生活になって足指を使えない人が増え、おしりも弱ってきてしまいました。

でも、病気をしない、強く美しい体を持つには、もういちど、おしりに力を取り戻すことが必要なのだと思います。

【驚きの美容効果】

おしりが上がると いつまでも若く きれいでいられる！

姿勢がよくなる

おしりが上がると、後ろ側からしっかり背骨を支えられるようになるので、背すじがピンと伸びて、猫背も治ります。足の裏でふんばれるようにもなるので、ひざがまっすぐになってはつらつとした姿勢になります。

お腹が凹む

おしりとお腹はいつも一緒のきょうだいです。おしりとお腹の筋肉は直接つながっているので、おしりの筋肉をぎゅっと寄せるとおしりが上がり、自然にお腹の筋肉も後ろに引っ張られて締まります。おしりを意識するだけで、出ているお腹は凹みますよ。

美脚になる

おしりを寄せると、太ももの外側にはみ出ていた筋肉とあぶら身が後ろに移動し、筋肉に変わっていきます。同時に、歩くときにふくらはぎに余計な力が入らなくなるので、ふくらはぎがほっそりします。メリハリのある魅力的な脚になりますよ。

美肌になる

おしりの筋肉は大きいので、おしりが育つと、血のめぐりがよくなります。全身の血流がよくなると、血液は体のすみずみまで新鮮な酸素や栄養が届くと同時に、老廃物を回収するので、肌のくすみが消えて透明感が出ます。

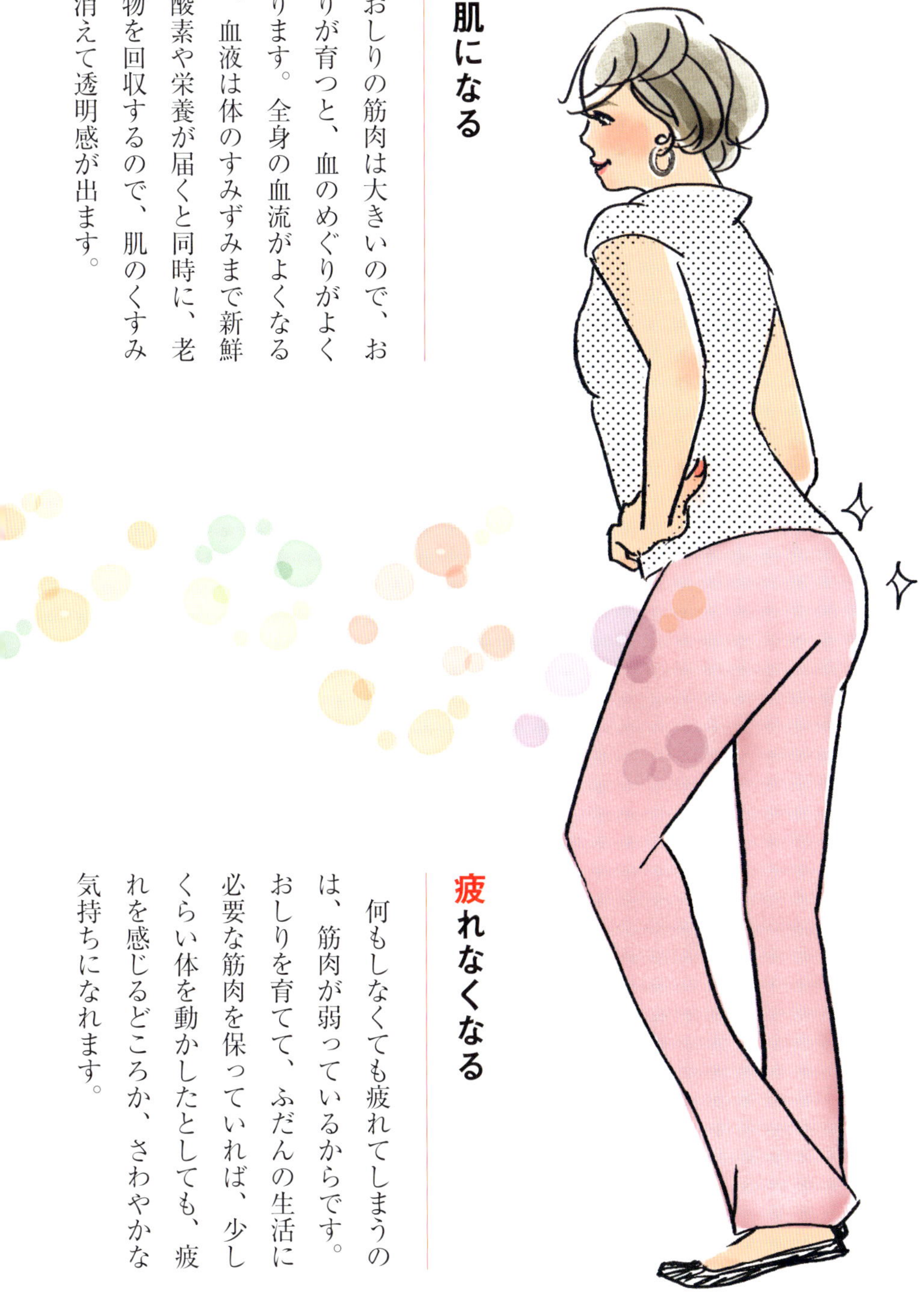

疲れなくなる

何もしなくても疲れてしまうのは、筋肉が弱っているからです。おしりを育てて、ふだんの生活に必要な筋肉を保っていれば、少しくらい体を動かしたとしても、疲れを感じるどころか、さわやかな気持ちになれます。

【驚きの健康効果】

おしりが上がると

痛みが消える！寝たきりにならない！

体の痛みが消える

肩、腰、ひざの、どこも痛くない人は珍しくなりました。それは機械がなんでもやってくれる世の中になり、人間の筋肉が弱ってきたから。おしりは全身とつながっているので、おしりが上がると肩、腰、ひざの痛みも改善していきますよ。

血圧・血糖値改善

「きくち体操を毎日やるようになってから、血圧が下がった、血糖値が下がった」という方が、たくさんいらっしゃいます。体を動かすと、血液が体の末端まで届くので血圧は下がりますし、食べた糖も使われますよ。

尿トラブル解消

40代以上の女性の大半が悩む尿トラブル。おしりの筋肉を育てるということは、骨盤を支えているたくさんの筋肉を育てるのとイコールです。それらの筋肉が生き返れば、尿もれ、頻尿、便もれとは無縁になります。骨盤のゆがみもなくなりますよ。

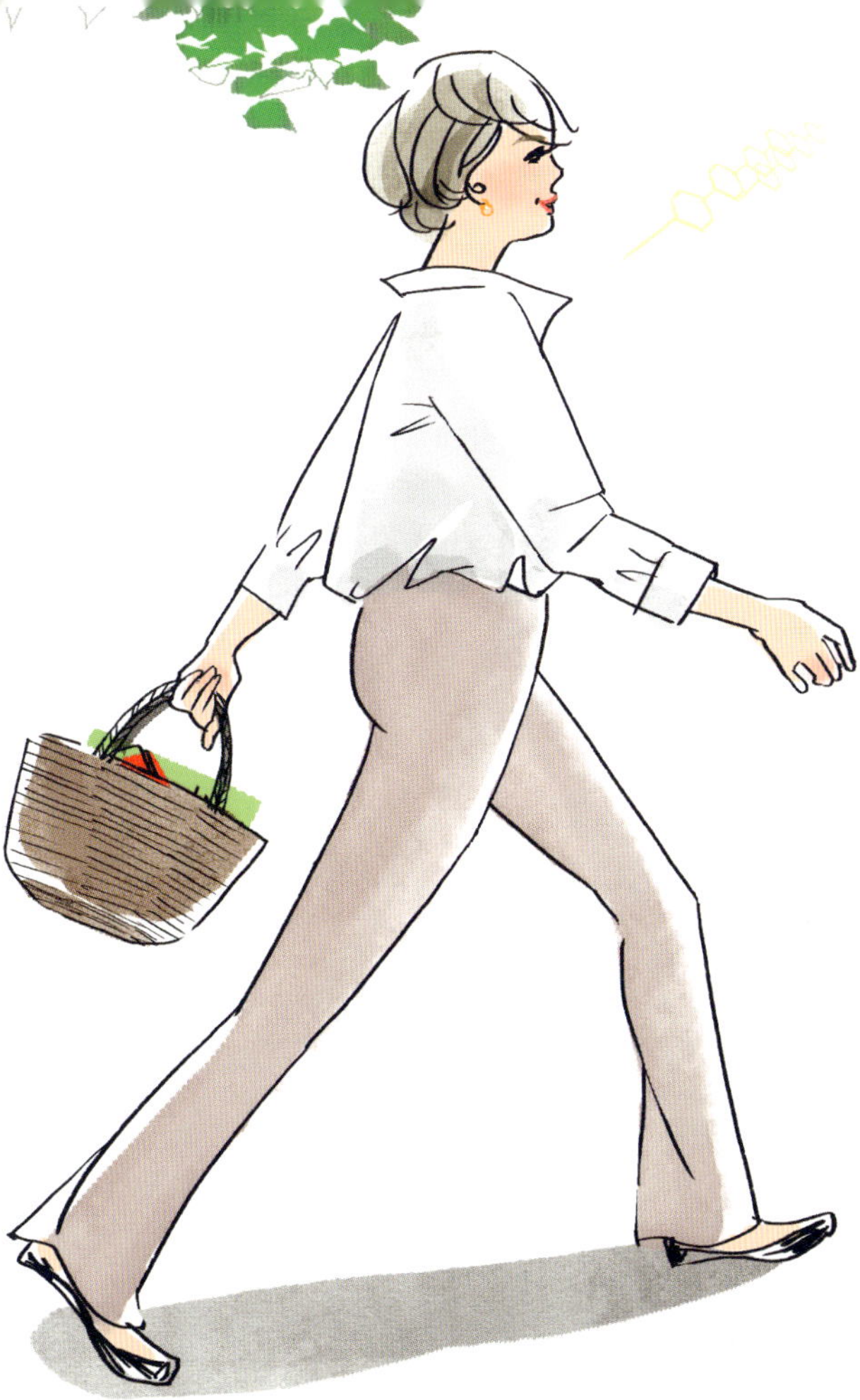

認知症予防

きくち体操ではどんな動きをするときにも脳を使いますが、多くの筋肉が集まるおしりは、格別です。脳からおしりへ指令を出し、動かしたおしりが脳を刺激するので、頭がはっきりします。ボケている暇はありません。

寝たきり予防

家の中でつまずいたり転んだりして骨折し、寝たきりになる人が多いとか。おしりが上がると、歩くときにつま先がしっかり上がるので、つまずき、転倒の予防になります。外出や旅行も安心です。

体験談

おしりが上がって、元気できれい

体力づくりを目的に始めたら、皮膚炎が完治してびっくり！

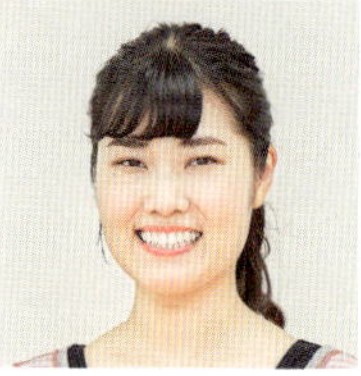

安藤多恵さん　33歳
きくち体操歴4年

もともと体が弱く、運動が苦手。幼少のころからアトピーにも悩まされ、大人になってからは手湿疹が悪化。料理をしようと食材を触るとかゆくなるし、掃除をしようと雑巾をしぼってもかゆくなる。洗濯物も刺激に、と、日常生活で手を使うことがどんどん苦痛に。手にはいつも水泡ができ、それがつぶれてがさがさになり、ひび割れている状態でした。皮膚科の薬も効かず、夜は保冷剤でかゆみを鎮め、やっと寝ていました。

あるとき菊池先生に「かゆくてたまらないんです」と打ち明けたら、「まだ動き足りないのかもしれないね。おなかのあたりが流れてないよ。おしりを意識するといいわ」と。「えーそうかな？」と思いつつ、教室に通っていました。

そして1年半くらい経ったころ、ふと、手のことを忘れている自分に気づいたんです。いつの間にかかゆみがなくなり、つるつるの手に。あれほど何をやってもかゆくて、綿手袋とゴム手袋を重ねて家事をしていたのが信じられないくらい。まさか体操で皮膚炎が治るなんて。本当に驚いています。

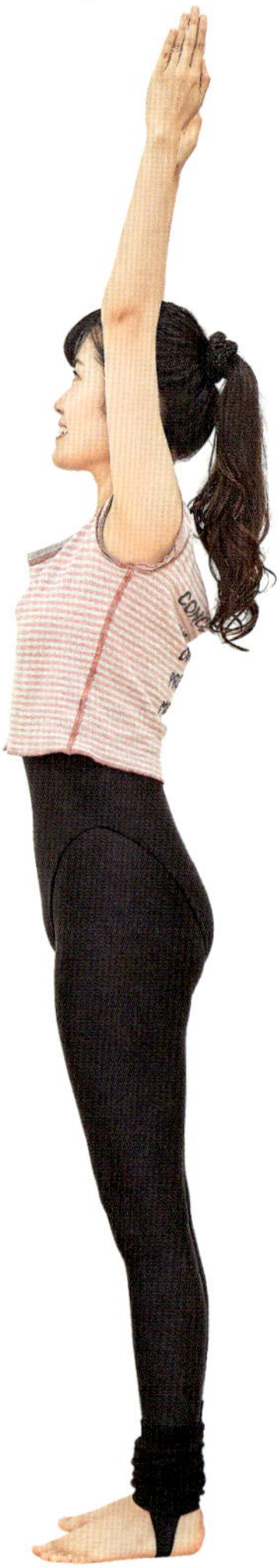

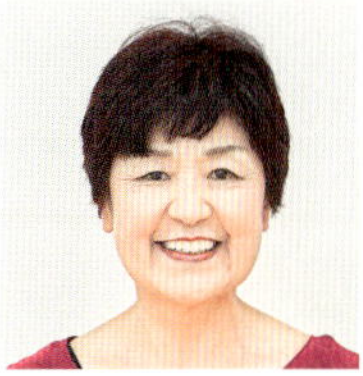

山口京子さん　74歳
きくち体操歴24年

不調になったとき、どうやって治せばいいか自分でわかるように♪

幼稚園の先生をしていたので子供の目線でする作業が多く、慢性的に肩こり・頭痛・腰痛に悩んでいました。そんなとき菊池先生の講演を聞く機会があり、これはいい！　きっと私に合うはず！と飛びつきました。それ以後、きくち体操を1回行うごとに、肩こりがなくなるなど、目に見えてよくなっていきました。

退職してからは週2回教室に参加し、本格的に自分の体に気持ちを向けるように。

私は畑仕事やガーデニングが好きで、つい熱中して1日じゅう腰をかがめて作業してしまうこともあるんですが、やりすぎて腰が痛くなったときでも、「今の痛みはこうだからこれくらい動かせばいいな」と、体と相談し、自分で判断して治せるようになったのがすごくうれしいです。これは、菊池先生から、体のすみずみまで理にかなった動き方を教えていただいているおかげです。とくに、おしりの筋肉から意識をはなさないことは、本当に大事だと実感しています。

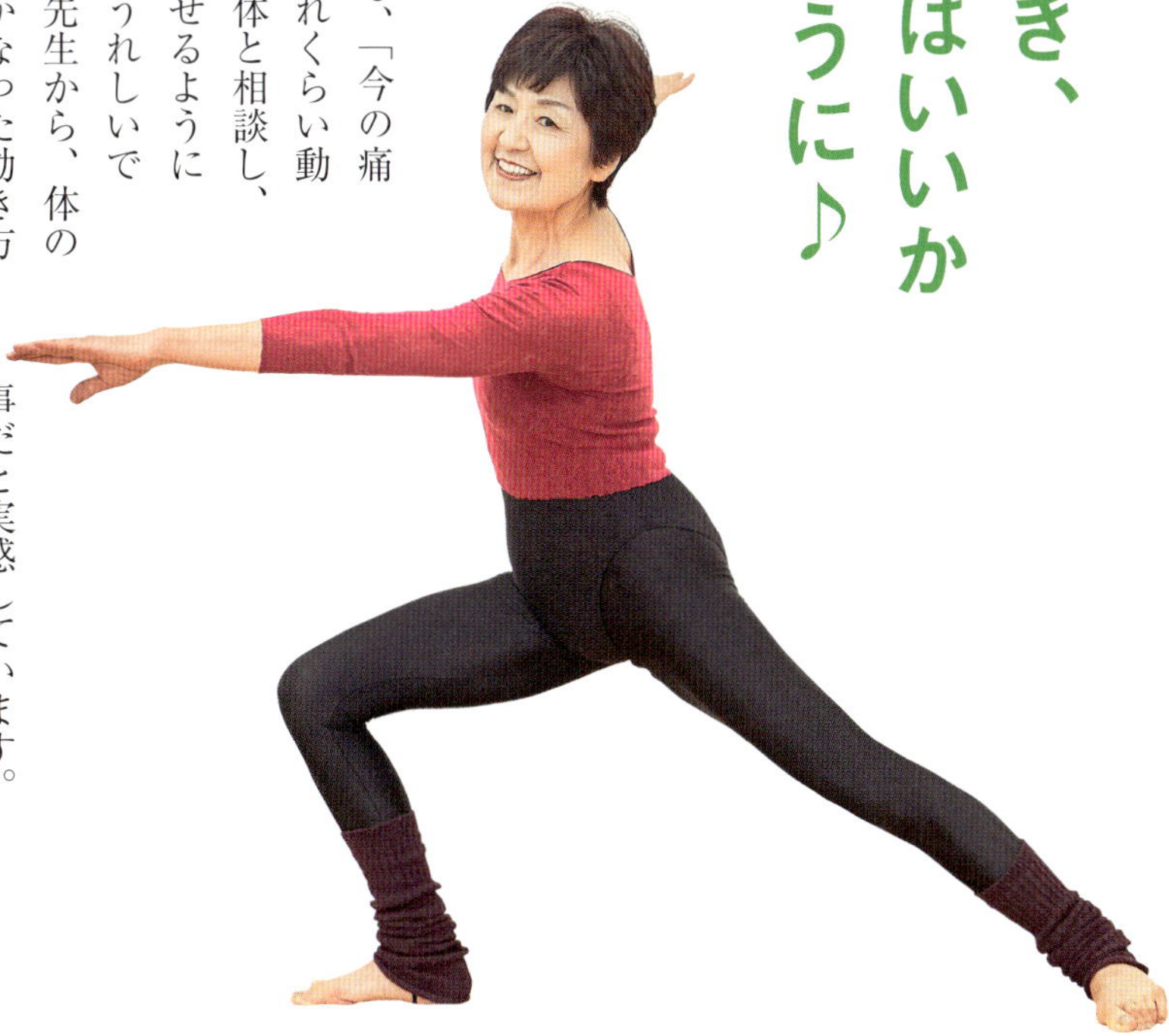

きくち体操はとにかく継続することが大事。続けないと筋肉は育ちませんから。

更年期で5～6年間、午前中は毎日休んでいたが、朝から動けるように

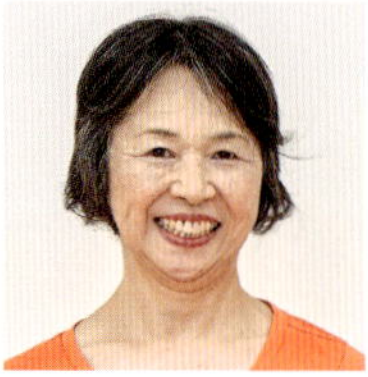

安永康子さん　63歳
きくち体操歴10年

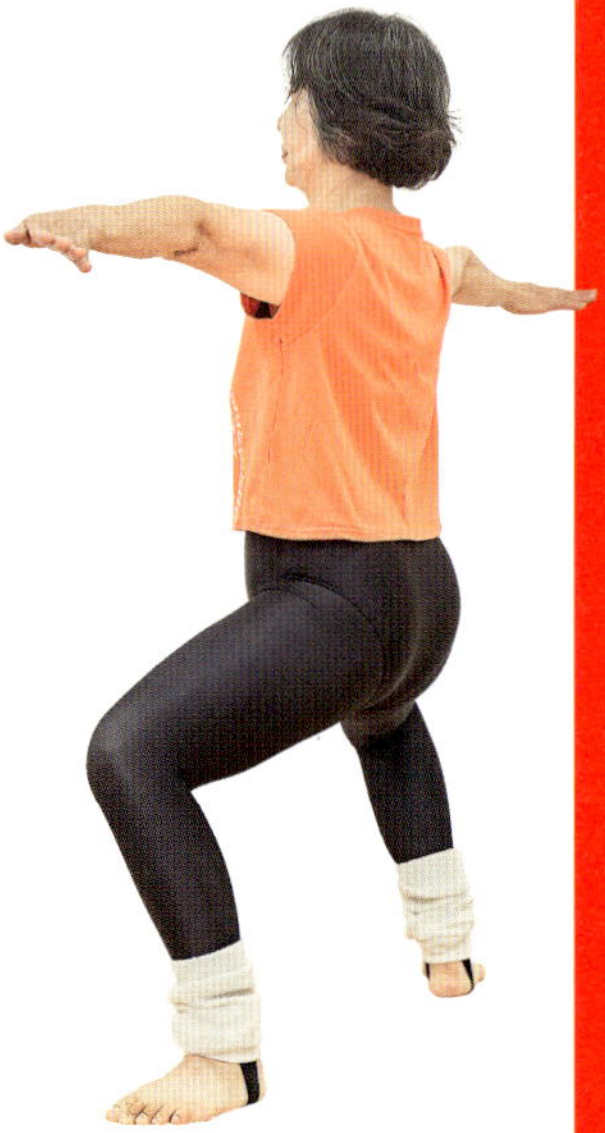

45歳くらいから、朝、体がだるくてたまらず、家族を送り出してからお昼過ぎくらいまで休むという毎日を7年くらい続けていました。どこかが痛いというわけではないのですが、とにかく体が重くて動けないのです。これは自分の体質だから仕方ない、そう思って半ばあきらめていたのですが、あるとき電車の中吊り広告できくち体操を見かけ、もしかしたら、という気持ちでやってみることにしました。

最初はきつくて90分の授業がとても長く、先生からも「ちゃんと頭を使ってる!?」と注意されていました。でも、それまで行っていたジムと違ってハードな運動ではないのに、じわあ～っとよくなるのがわかるんです。

これは絶対続けなくてはと、家でも毎日欠かさず、寝る前に足首まわしと腹筋をやりました。

そして、1カ月、2カ月、3カ月と続けるうちに少しずつよくなっていき、気づけば「あら、私動いているわ！」と。午前中、横になることがすっかりなくなっていたんです。

家族からも、それまでは「お母さん、歩くの遅い！」といつも言われていたのに、娘が「歩くの速くなったね。おしりがかっこよくなったんじゃない!?」と言ってくれるように。先生がおっしゃる、「頭と体をつないで動かす」ということがだんだんとできるようになってきたのだと思います。菊池先生はよく「奇跡ではない。努力の85歳です」と言われます。実際にやってみるとやっぱり奇跡でもなんでもなく、毎日コツコツと続けることで変わっていくんだなと思います。

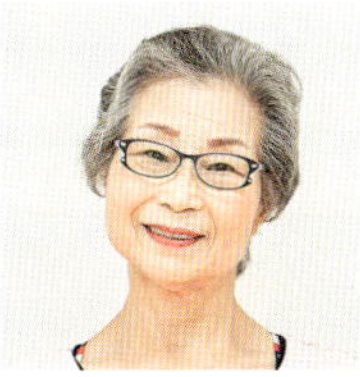

中山玉枝さん　81歳
きくち体操歴31年

決まっていた手術を直前にとりやめ。メスを入れずに腰が治った

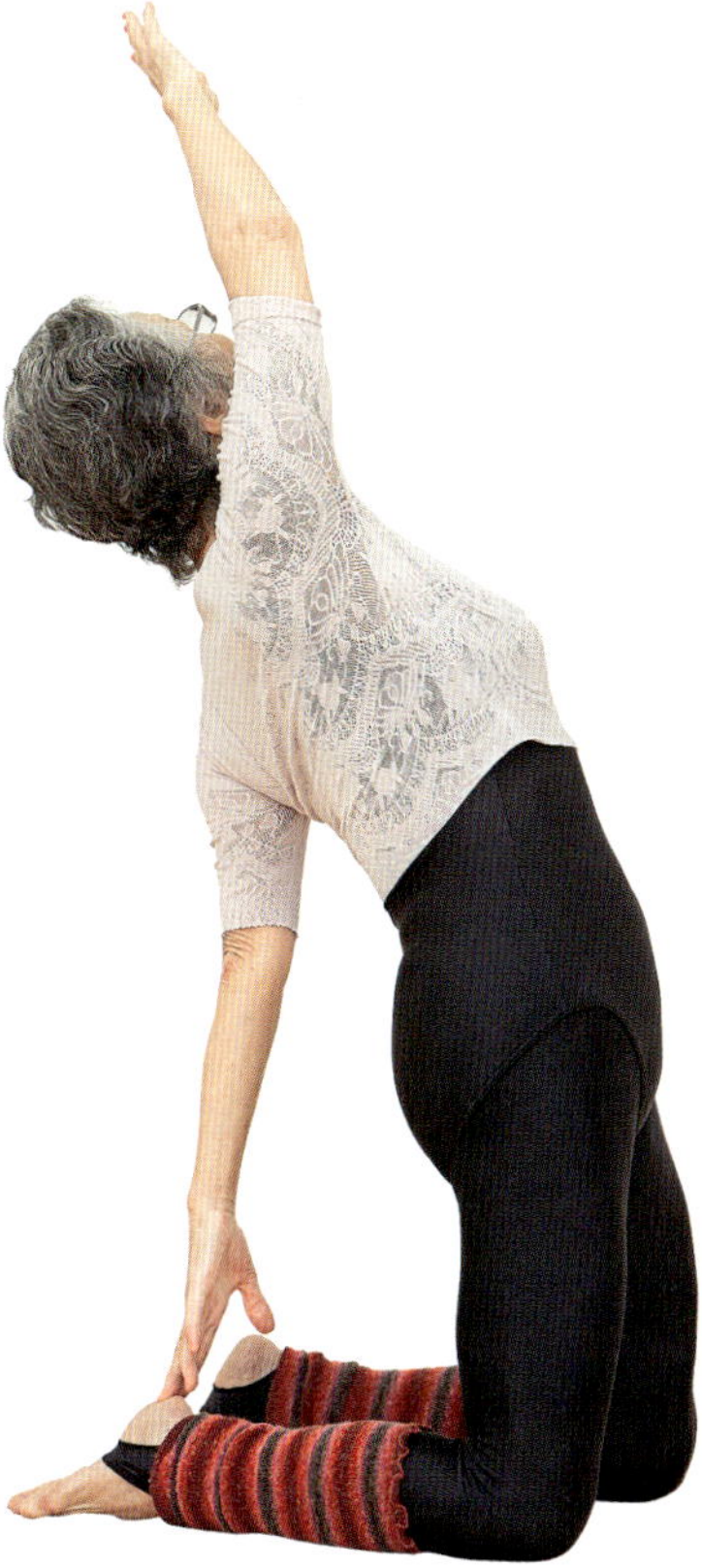

当時、近所の美容体操教室がなくなってしまったので、新聞で見た菊池先生のところへ行きました。これまでの体操と違ってなんだか不思議な体操でしたので、続けられるかしらと最初は不安でした（笑）。

ちょうどそのころ家の建て替えで腰を痛めてしまいました。病院で手術の日取りも決まったのですが、最後まで悩み、菊池先生にご相談すると、「なるべく体にメスを入れない方がいいわよ」と。それならば体操を一生懸命やって治そうと決心がつき、ドクターに「手術はしません」と伝えました。すると、「本人が望まない手術は成功しないのでやめましょう」と快く認めてくださり、すでに完成していた、腰を固定する大きな石膏はそのまま持ち帰りました（笑）。きくち体操で腰のためにはおしりの筋肉が大事と教わり、おしりに意識を向けて動かしているうちに、腰はすっかり治ってしまいました。

きくち体操を続けて30年。今までに入院したのは帝王切開と盲腸だけですし、健康診断の数値も健康そのもの。体全体がしなやかで、もうやめることなんて考えられません。あのとき手術していたら開脚も前屈もできなくなっていたかもしれないと思うと、きくち体操をやっていて本当によかったと思います。

「さあ始めましょう」その前に、きくち体操のお約束

お約束1 素足になって動きやすい服装で行う

きくち体操では、足の指を目で見て、手で触って、動かします。足の指を開いたり、握ったり、手の指と足の指で握手したりもします。靴下は履かないで、素足で行ってください。服装は体の動きを妨げないものを。日常着でかまいませんが、体のラインがわかる服装で、アクセサリーははずします。

お約束2 動かしているところを感じとりながら動かす

お手本と同じように体を動かすことが目的ではありません。同じ形にならなくていいのです。手の指をぐわっと開いたら指先がジンジンしてきたとか、ぎゅっと握ったら腕まで疲れたとか、いままで気にも留めていなかった（ですよね？）体の変化をしっかりと感じてください。自分の体の可能性の大きさに気づくと感動しますよ。

お約束
3 とにかくゆっくり、目を開けて、ていねいに

きくち体操では、脳と体をつないで動かします。「足の親指に力を入れて、ひざを伸ばして」と考えながら、体がちゃんと使えているかを感じとる。このやりとりがなければ意味がありません。目を閉じたり、勢いで素早く体を動かすと意識が向けられません。「イ――チ、ニ――イ、サ――ン」くらいのテンポで、目は開けてゆっくり行ってください。

お約束
4 回数は気にせず、納得がいくまでくり返す

どの動きも何回やればいいということはありません。3回で十分なときもあれば、50回やっても足りないときだってあります。自分の体の様子を感じとり、よくなったと実感できるところまで動かします。そしてよくなったと感じたら、あと少しだけ、意識を向けて動かしてみましょう。最後の数回が筋肉をよりよく育てます。

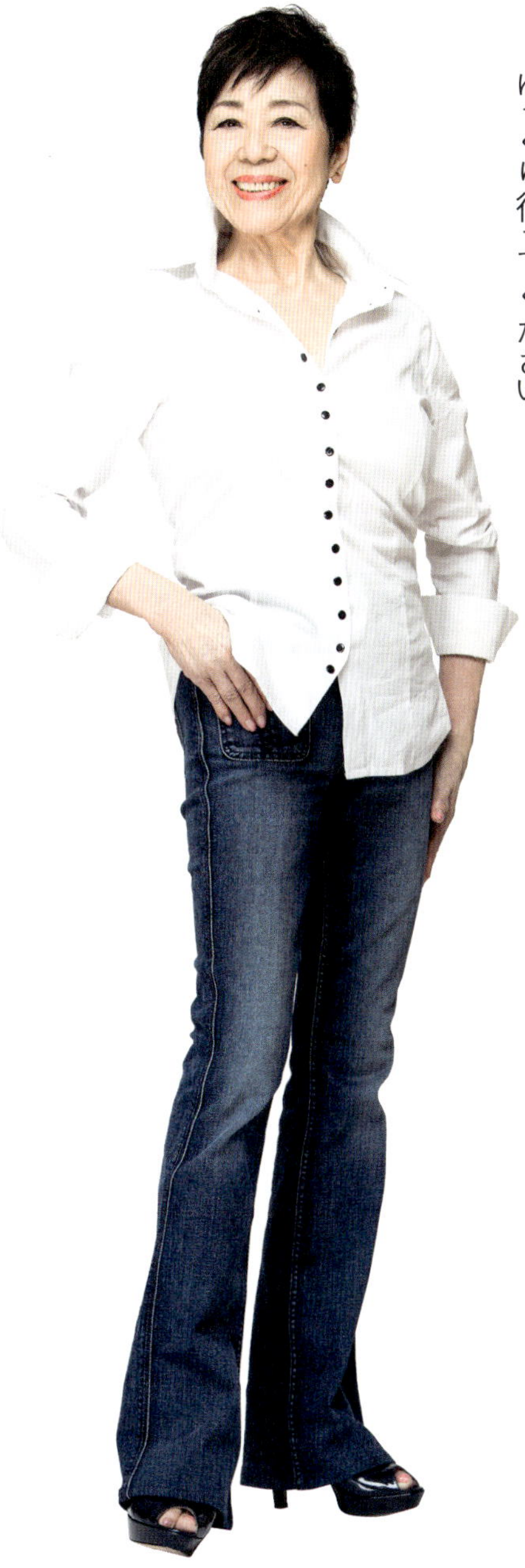

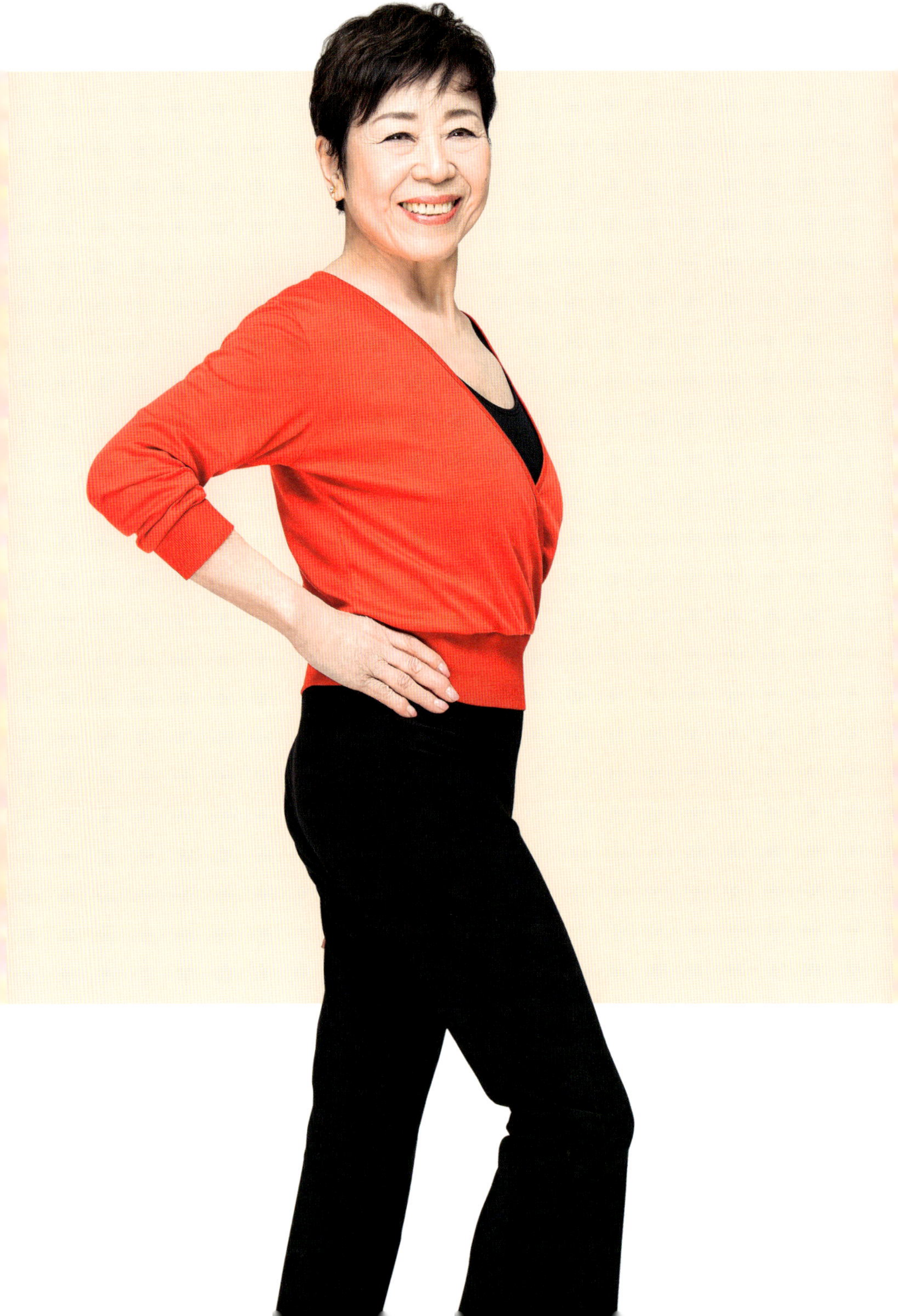

元気できれいな体を作りましょ!

おしりが上がるきくち体操

2章

あなたのおしりが上がるには、あなたが実際に動かなきゃね！　脳とおしりをつなげるの。あなたのおしりにちゃんと筋肉があることに気づいてね。うまくできなくてもやるの！　年をとってきたら、おしりを弱らせると、立ったり歩いたりできなくなりますよ。

おしりを目覚めさせる

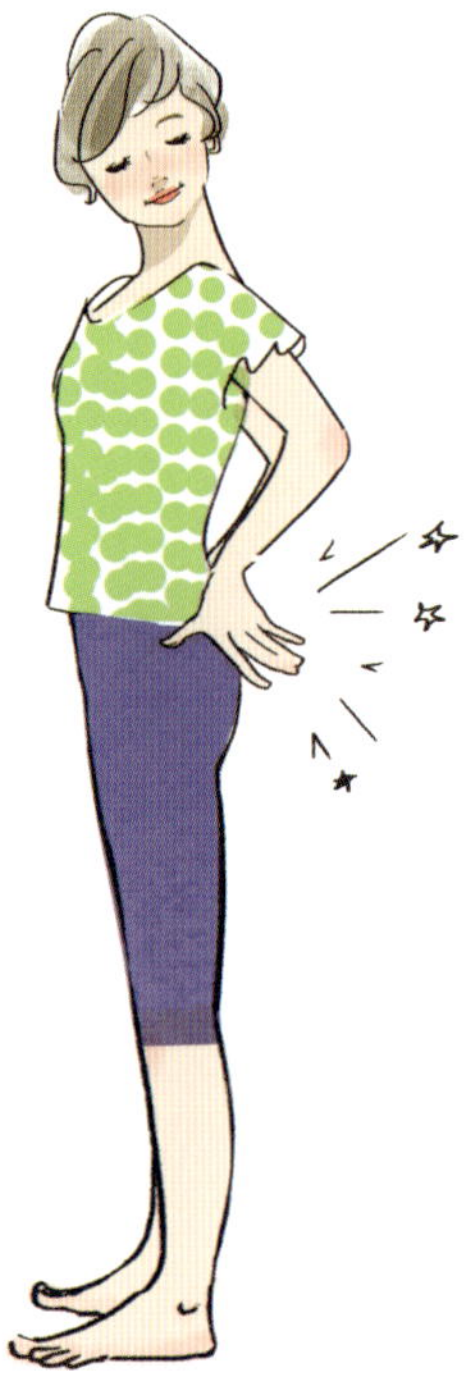

おしりが上がれば、お腹も凹むよ。目でよく見ることから始まります

「自分のおしりなんて、見たこともないわ」という人は、**大きな鏡の前で合わせ鏡にして、自分のおしりを見てみてください。**あなたのおしりは横にはみ出さずに体の後ろ側にあって、余計なあぶら身がついていませんか？　横から見たときに、ほどよい厚みがありますか？

おしりは体の後ろにあって、自分で見ることができないので、ふだん気にしたことがない人も多いかもしれません。「大きくてイヤ」「垂れてきた」と、まるで他人のおしりみたいに嫌っていませんか？　横にデレ～っと広がったあぶら身だらけのおしりにしてしまった人は誰？　おしりに筋肉があることを知らずに、筋肉を弱らせてだら～んと垂れさせてしまった人は誰？　それではおしりに申し訳ないですよ。

　自分のおしりを「小さくてカッコいい」と自慢に思っている人がいたら、それもちょっと危ないわ。**おしりは大きいほうがいいんですよ。**おしりの中ではたくさんの筋肉が交差して、いくえにも積み重なっているので、使える筋肉があれば、当然厚く大きくなります。

鈍感なおしりは、たたいてつかんで目覚めさせる

　おしりを自分の目で確認したら、次はおしりの感覚を目覚めさせましょう。

　手で触って、自分のおしりをよく知りましょう。手のひらでバンバンたたいて、こぶしで押して、**おしりがちゃんと外からの刺激を感じ取れているか確認してくださいね。**次はぎゅーっとおしりをつかみます。

　おしりはたくさんの筋肉で上半身を支えているので、鈍感にしてはダメですよ。あぶら身が多ければなおのこと。手でたたいて押して握って、よく目覚めさせておきましょう。

　おしりの感覚がはっきりしたら、おしりに力を入れてみましょう。最初はうまくいかないかもしれませんが、**足の指からひざ、もも、おしりと順を追って筋肉を使う**と、おしりの筋肉が硬くなります。

　これが今のあなたのおしりですよ。覚えておいてくださいね。おしりが目覚めたら、おしりを締めつけるガードルは、もういらないわ。

おしりをたたく

手のひらでバンバンたたく

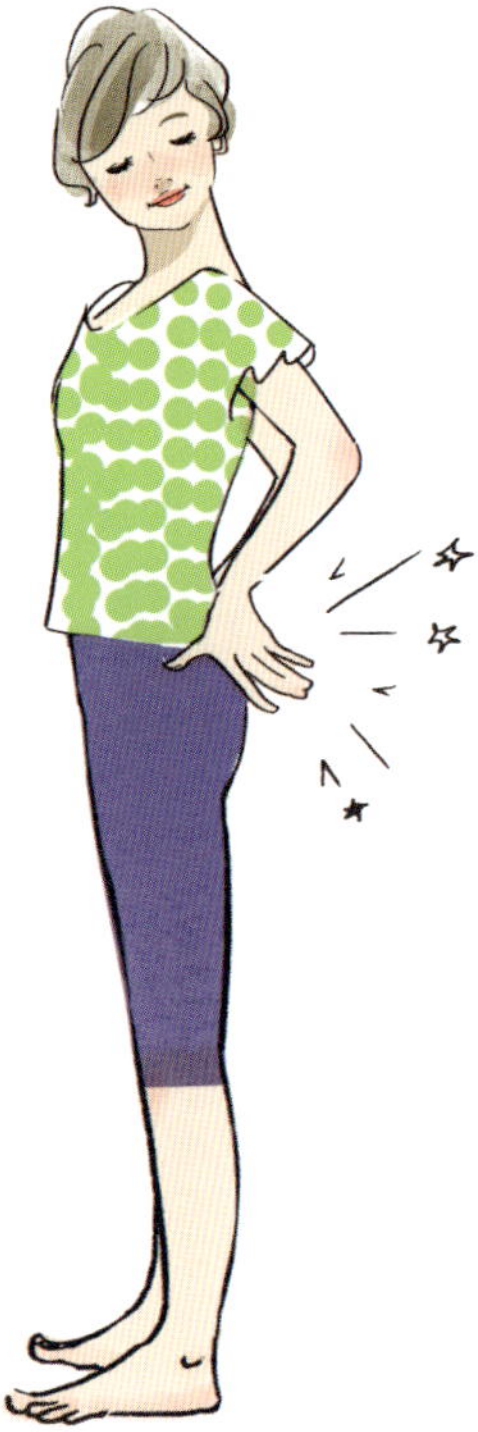

目は開ける。強くたたいたあと、さらに手をグーにしてグリグリ押すとよりはっきり目覚めますよ。

自分のおしりをたたくのは初めてですか? 手足とくらべると、おしりの感覚はたいてい鈍っているので、強くたたいて起こします。

まずは両手でおしりを触って、おしりの位置を脳で認識してください。おしりの上も下も、横もくまなく触ります。それから、痛いと感じるくらい強くたたきます。**おしりがここにあると意識できるまでたたいてね。**

Q **手がおしりに届きません。道具を使ってもいい?**

A それは一大事ね! できるだけ手をおしりに近づけて、がんばってね。届かなかったらももの外側でもいいから、たたいてください。**続けているうちに届くようになりますよ。**

おしりを目覚めさせる②

おしりをつかむ

おしりをぎゅっとつかむ

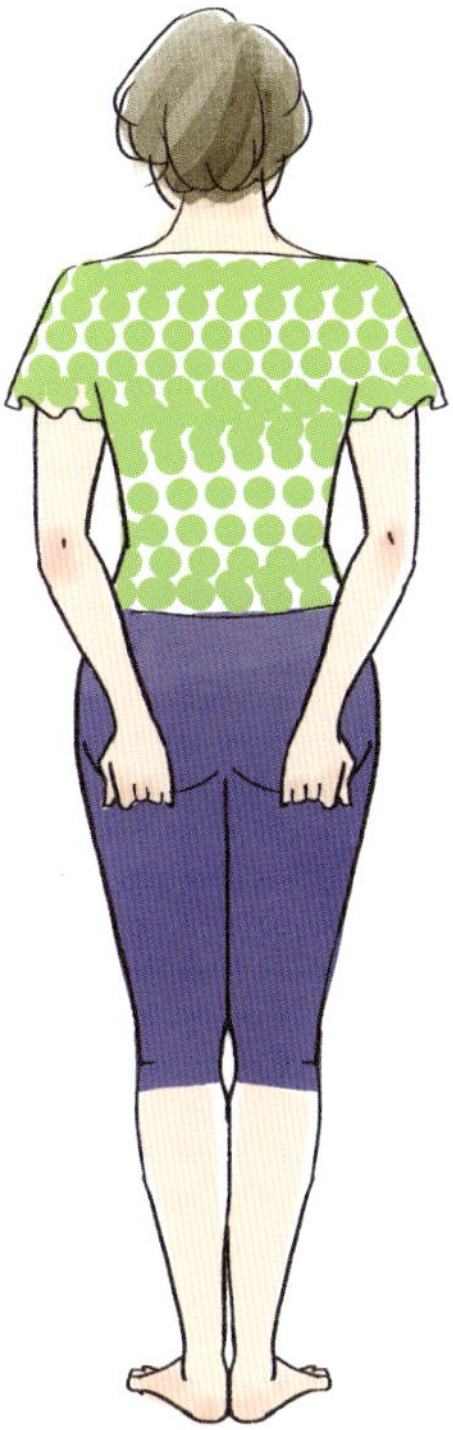

強く意識するために目は開ける。下側をつかんだあと、全体をまんべんなくつかんで今の状態をチェック。

おしりの下側を両手でつかんでみてください。おしりの筋肉をしっかり使えていれば、**おしりとももの境目がはっきり分かれているはずです。**境目がなくなっているとしたら、おしりが弱っていますよ。

下側以外も、手の指でしっかり、あちこちつかんでみてください。おしりは体の後ろ側にあるものであって、ももの横にお肉がはみ出していたら危険信号よ。あぶら身が多いなとか、意外と筋肉がないとか、でれっと垂れているとか、自分のおしりの問題が、目で見るよりよくわかります。

自分のおしりの状態にショックを受けたとしても、**愛情をかけて、これから動かして育てればいいわ。**

おしりを寄せる

ここがポイント

❶ 足の親指に力を入れる

❷ おしりを寄せる

❸ お腹が引ける

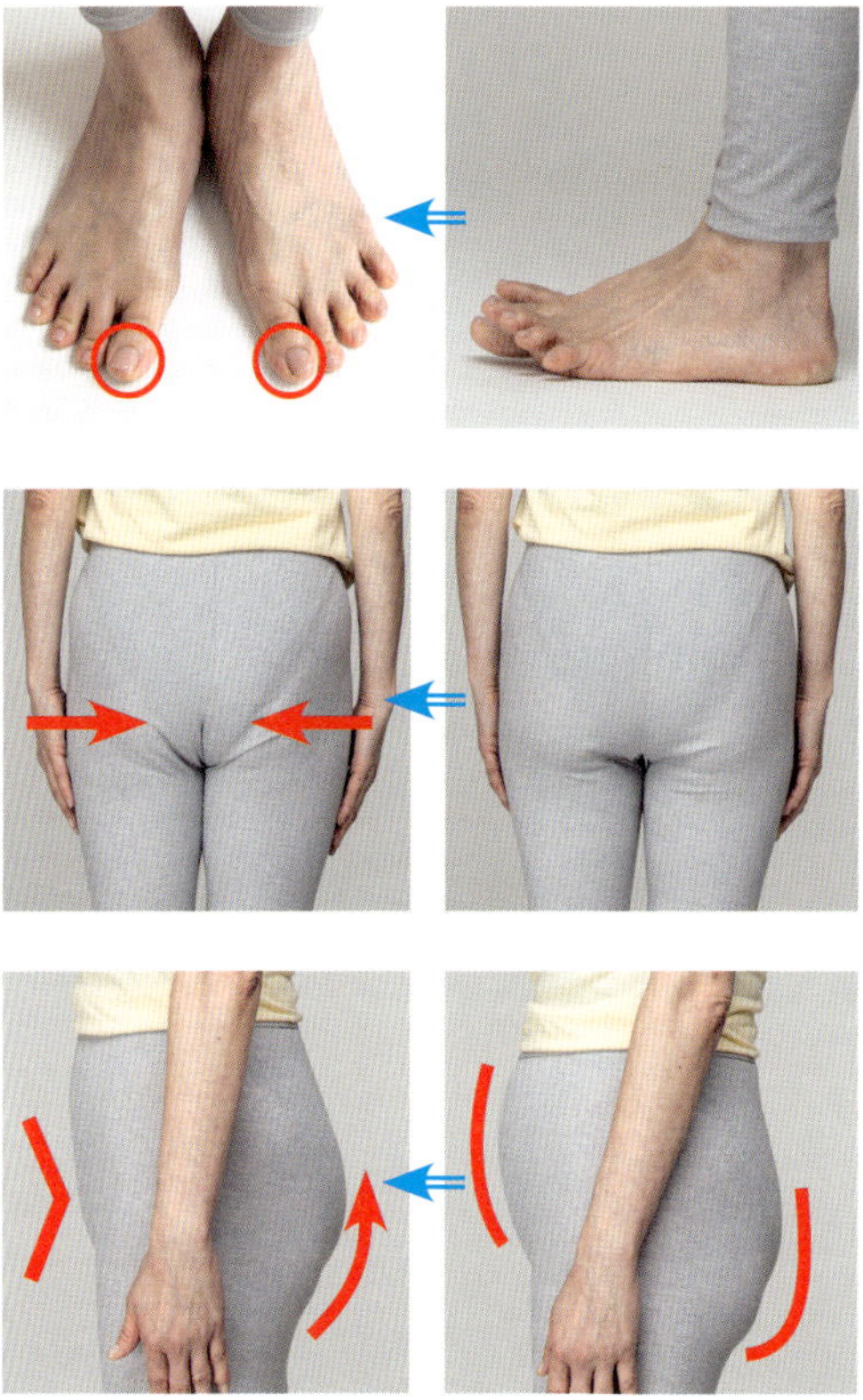

この本ですべての基本になる動きです。
まっすぐ立って足の親指に力を入れ、ひざを伸ばして、ひざのお皿をももの力で引っ張り上げると、おしりが自然に真ん中に寄りますよ。手で触ると、おしりの奥に硬くなった筋肉を感じられるはずです。

Q **いくらやってもおしりが動かないのは?**

A おしりだけの力で寄せようとすると、すごく大変よ。おっくうだなと思っても、**「足の指→ひざ→もも→おしり」と下から順番に意識する**ほうが早いわ。自分の足で立てる人なら誰でもおしりに筋肉はありますから、できるまで何度でもやってね。

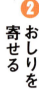

足の親指に力を入れて、ひざを伸ばし、おしりを寄せる

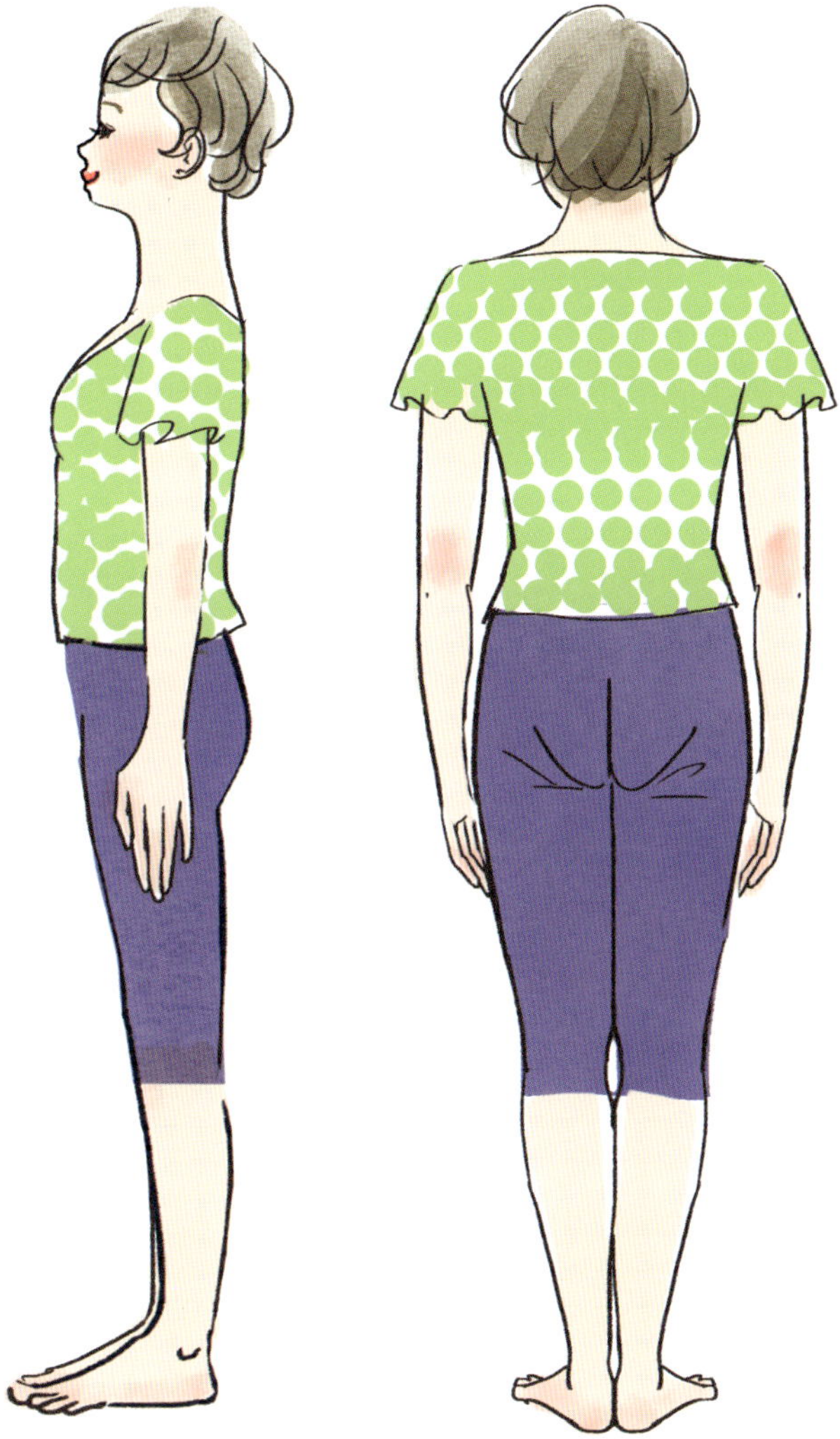

足の指に力を入れてふんばり、ひざを後ろに押すようにして伸ばすと、ももに力が入り、おしりのほっぺが内側に寄ってぷりっと上向きになる。目は開ける。

おしりにつながる部分を伸ばす

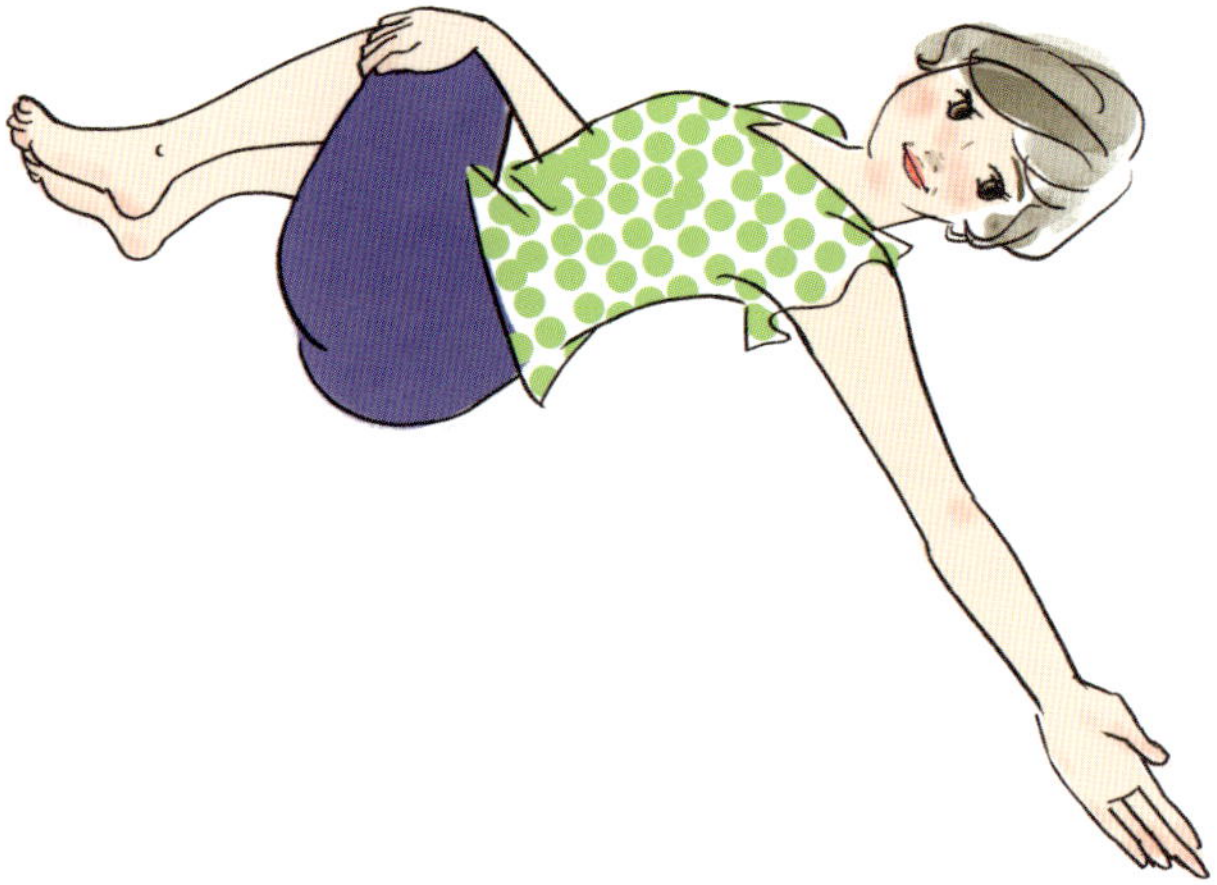

足首を折り曲げると
おしりの筋肉まで動く！

手の指、足の指からはじまる筋肉は、おしりを目指してつながっています。そのため、手からおしりに向かう途中にある腕も、腕からおしりに向かう途中にある体の側面も、足からおしりに向かう途中にある脚も大事。途中がダメになったら、手を動かしても、足を動かしてもおしりにちっとも響かないということを、よく理解しておいてくださいね。

ここで改めて質問です。体の側面に筋肉はあると、知っていましたか？

体は前側と後ろ側だけでできてないのよ。体には厚みがあるでしょ？　気がつきにくいけど、**側面にもしっかりとした筋肉があって、胴体の中の内臓を支えているの**ですよ。

顔はお化粧するときに一生懸命に見るし、胸やお腹は自分の目で見えます。おしりは目で見なくても、服を着替えるときやトイレで下着を上げ下げするときになんとなくここにおしりがあるな〜と思いますよね。でも、側面のことは完全に忘れている人がなんて多いこと。

体の側面の筋肉は胴体を包み込んでいる

ちょっと右腕を上げてみてください。そのときに左手で右の側面を触ってみて。

どう？　**腕を上げたり下げたりすると、そのたびに体の側面の筋肉が動く**のがわかります？

体の側面にある筋肉は、胴体を包み込むようにして前側にも、後ろ側にもつながっています。縦に、斜めに、場所によっては編み込んだように重なっていますよ。あなたは気づいていないかもしれないけど、毎日だまって働いてくれているのよ。

ウエストとは、ろっ骨と骨盤の間のこと

ろっ骨と骨盤の間、横腹のところを横からぎゅ〜っとつかんでみて。**ウエストには背骨以外の骨がないので、そのおかげで体をねじったり、深く折り曲げることができる**のですよ。これも忘れないでくださいね。

足首を折り曲げる

おしりにつながる部分を伸ばす①

1 脚を伸ばして座る

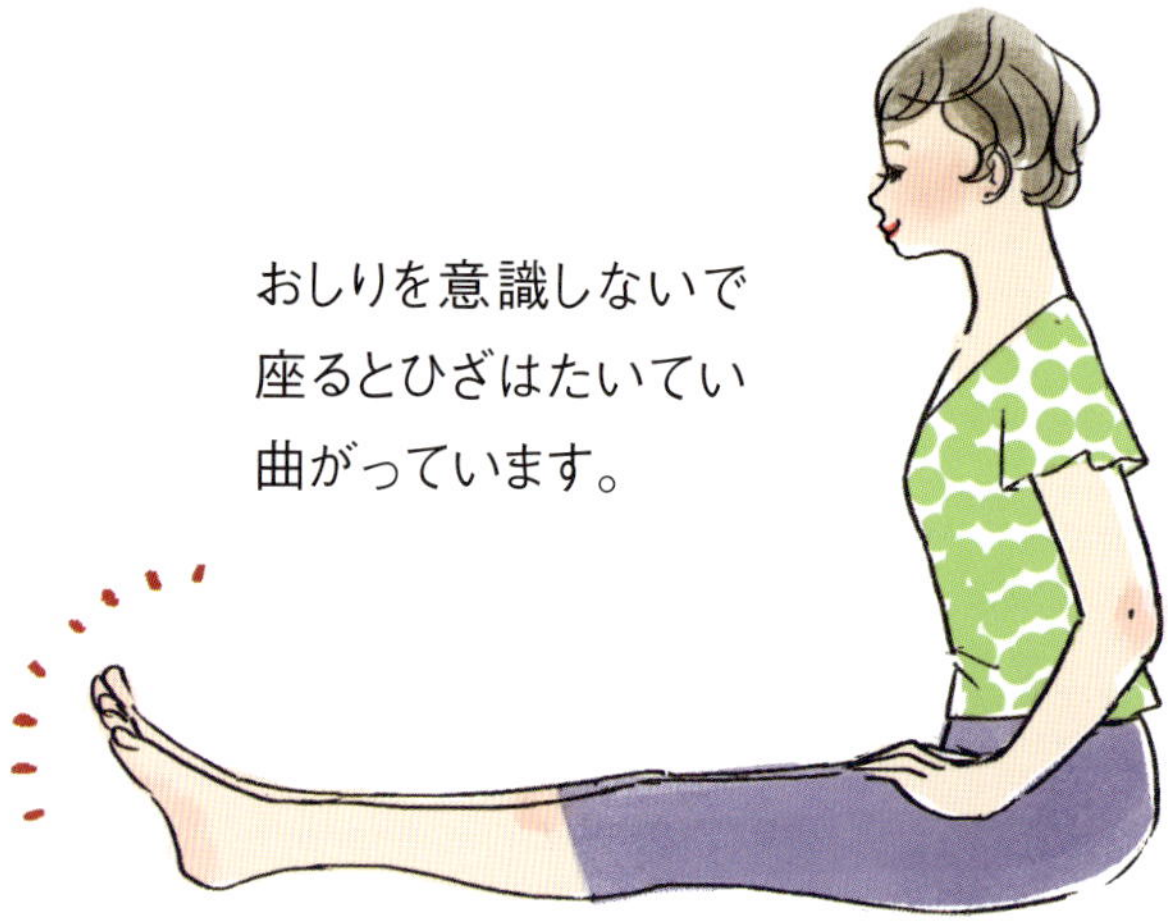

おしりを意識しないで座るとひざはたいてい曲がっています。

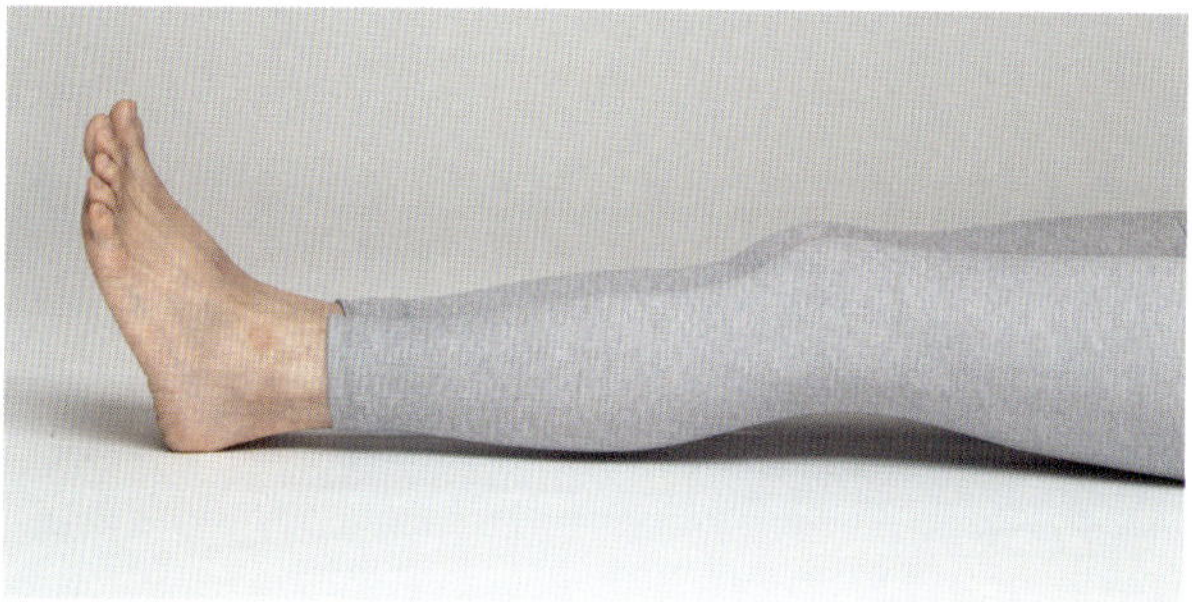

足首を深く折り曲げると、ひざが伸びやすくなります。立ったままではひざが伸びにくいときは、これをやってね。ひざを伸ばす感覚がよくわかります。ひざの裏が床につくくらい伸びると、いいですよ。

Q
脚がつりそうです。どうして？

A
それはふだん、筋肉を使えていないからです。くり返し足首を折り曲げる動きを行っていくうちに、脚はつらなくなっていきますから、つることを怖がらないで何度でもくり返してくださいね。**脚がつったときは、パッと立ち上がると治りやすい**ですよ。

2 おしりを寄せて、足首を深く折り曲げる

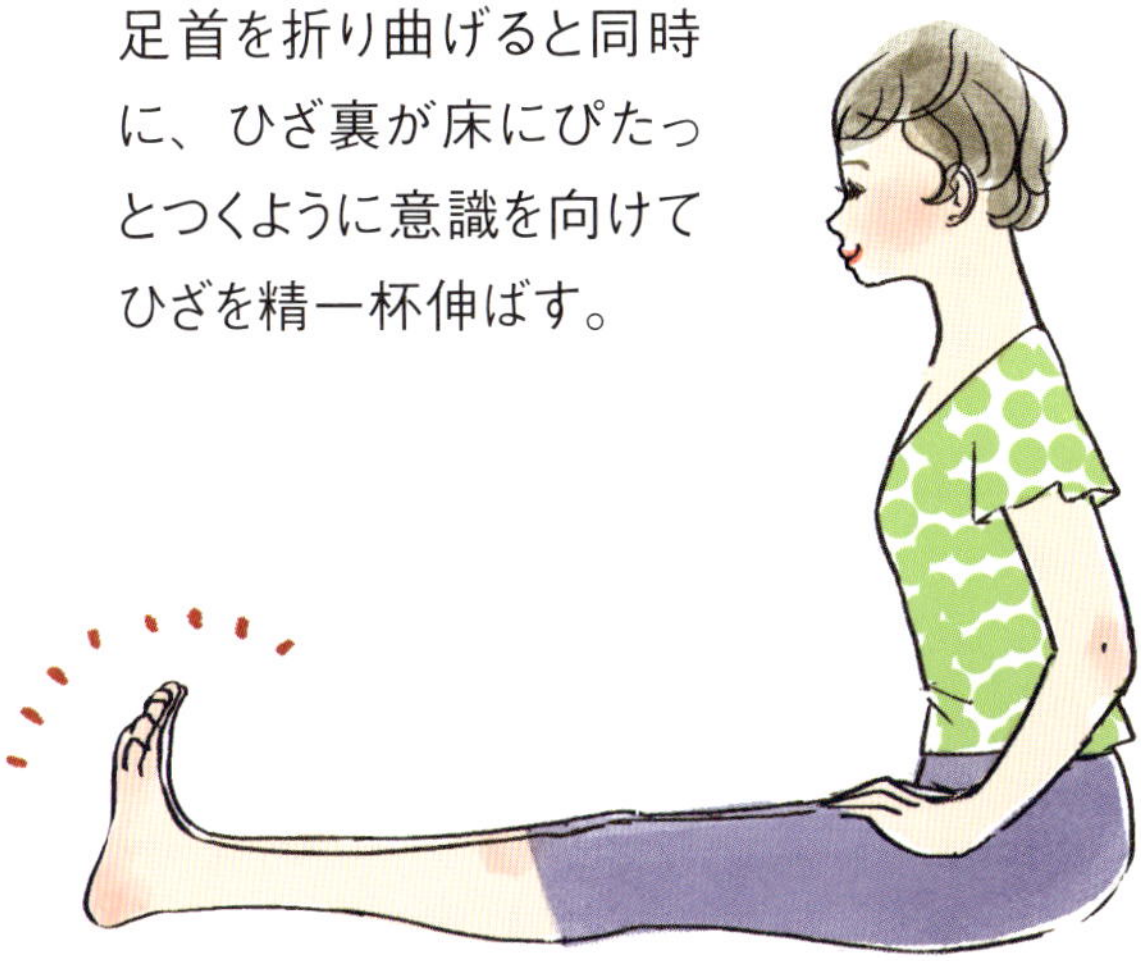

足首を折り曲げると同時に、ひざ裏が床にぴたっとつくように意識を向けてひざを精一杯伸ばす。

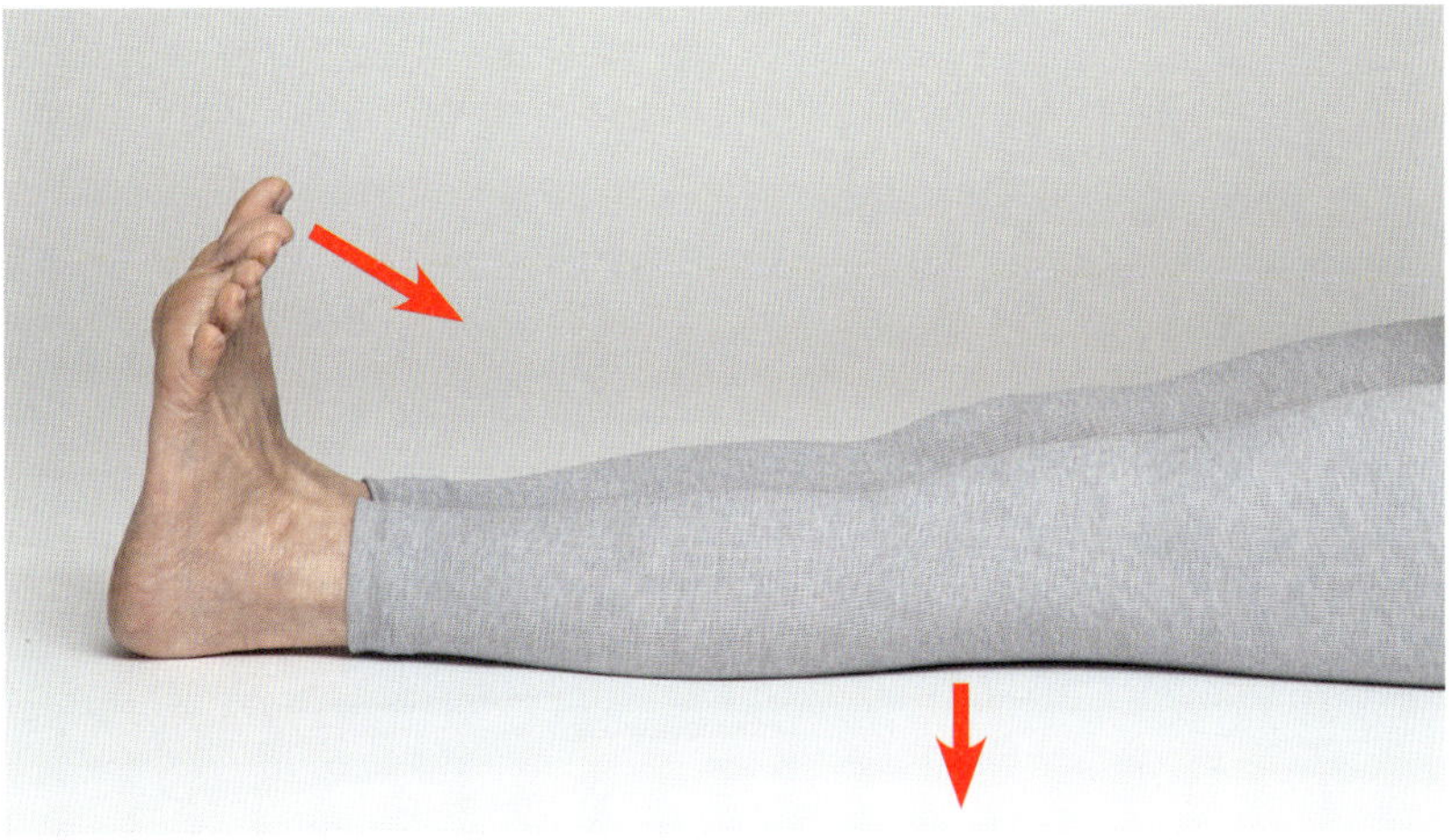

おしりにつながる部分を伸ばす②

手を上げる

ここがポイント

おしりを寄せるとこんな感じ

おしりゆるゆる

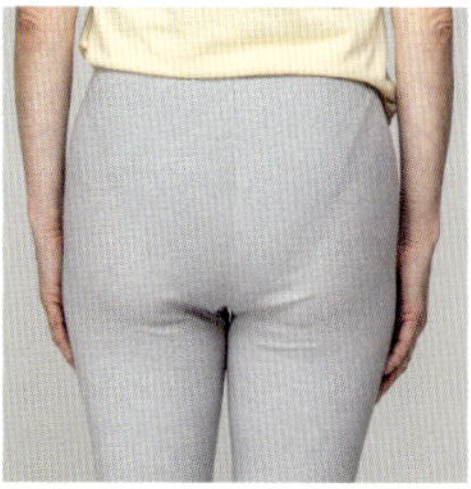

おしりが上がる

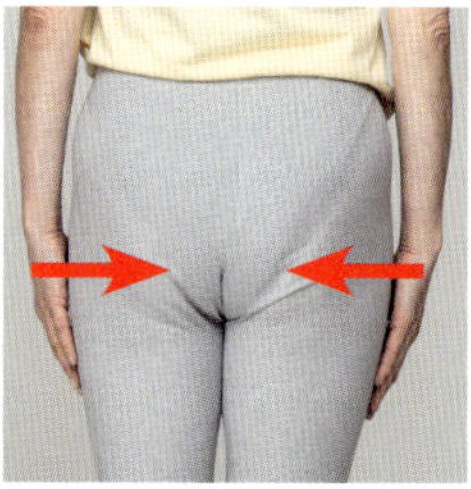

おしりを寄せるとお腹も凹む

お腹ぽっこり

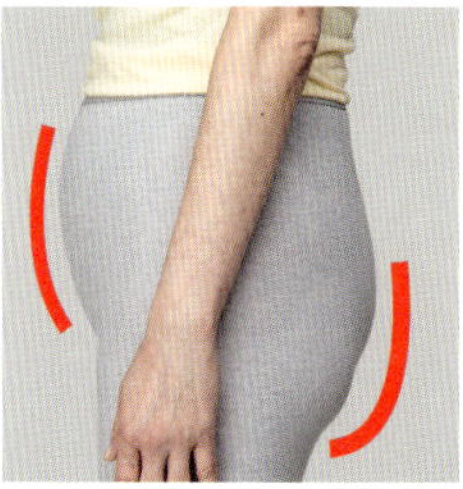

お腹が凹む

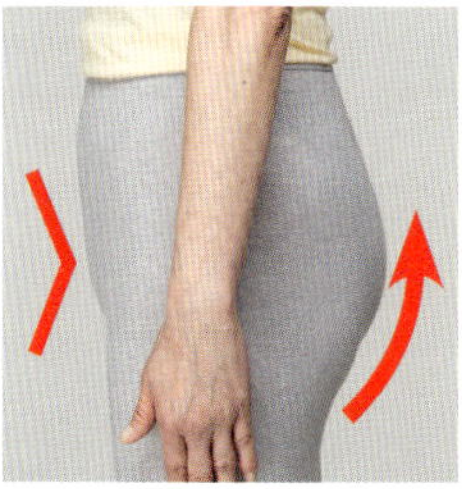

ひじを伸ばして手を高く上げると、体の横側がぐーっと伸びるのが、わかりますか？　そのとき、おしりを寄せると腕がより高く上がりますよ。そうそう、**ひじとひざは意識しないと曲がっているので、脳で「伸ばす！」と思わないとだんだん伸ばせなくなります。**

Q　なぜおしりを寄せると腕が上がるの？

A　何も考えないで手を上げたときと、おしりを寄せて上げたときとをくらべてみて。おしりを寄せたときのほうが体の横側が伸びて、もっと上まで手が上げられるし、体の横側も伸びてお腹も凹むでしょ。**おしりの筋肉と腕の筋肉は腰でつながっていますから。**

まっすぐ立って手を上げる。ひじとひざをぐっと伸ばす

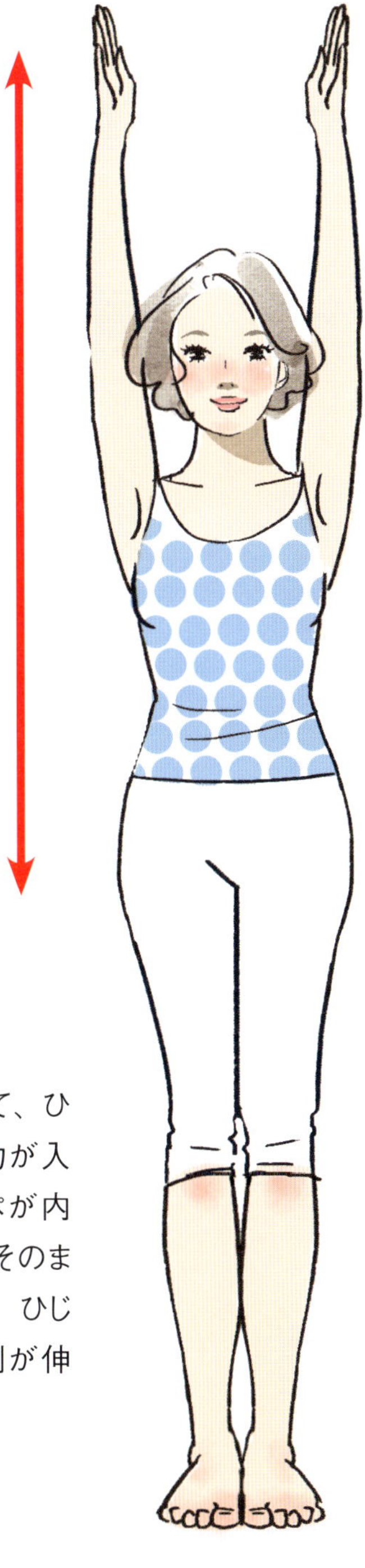

おしりを寄せて
お腹を引く。
ひじをのばして
手を上げる。

足の親指に力を入れて、ひざを伸ばす。ももに力が入ると、おしりのほっぺが内側に寄って上がる。そのまま手を精一杯上げて、ひじを伸ばす。体の横側が伸びるのを感じる。

おしりにつながる部分を伸ばす③

体側をねじる

1 あお向けに寝る

お尻を寄せて足の親指に力を入れてひざを伸ばす。目は開ける。

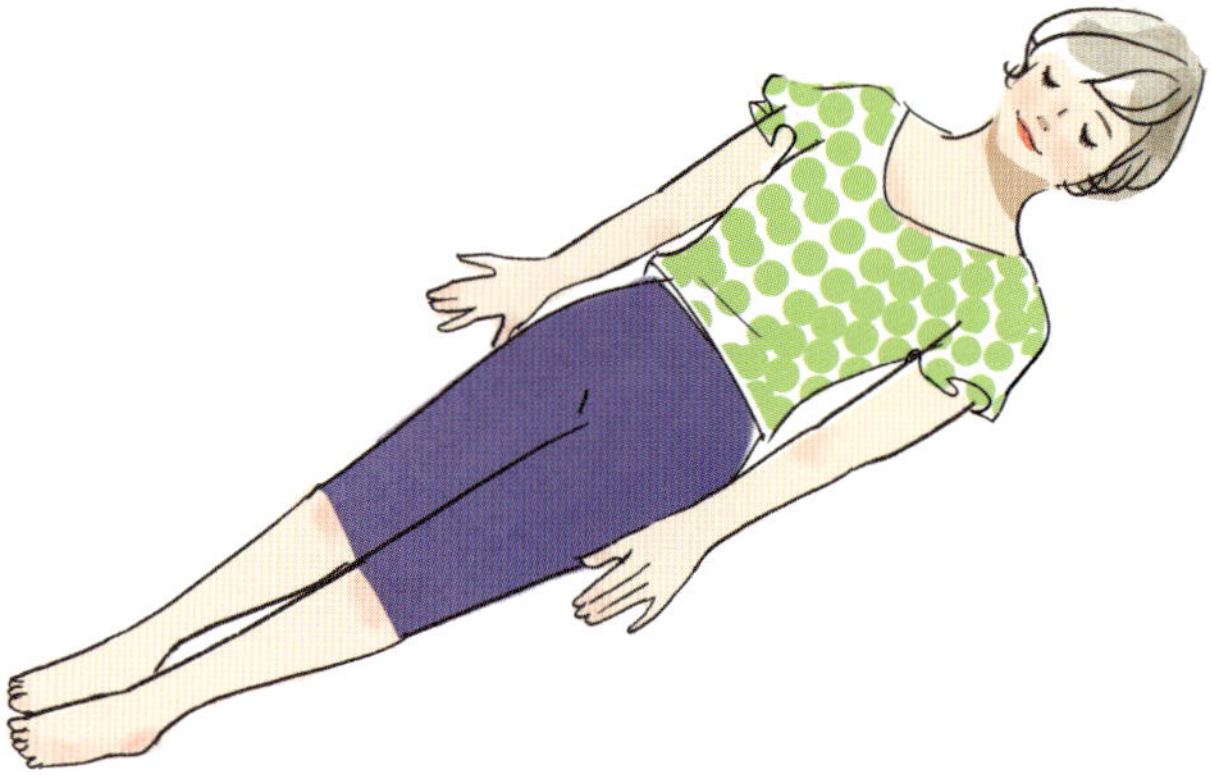

ろっ骨の下から骨盤までの**ウエストは、骨で覆われていないため、ねじることができます。**骨に守られていないので、いつでも動かして赤身の筋肉を育てておかないと、まっすぐに立つことができなくなるわ。よくねじって、いつでも「大丈夫?」と様子を見てあげてね。

Q 体が硬いからねじれないのですが?

A あら。じゃ、後ろも向けないかしら? **筋肉をがむしゃらに鍛えると必要以上に硬くなる**こともありますものね。脳を使って、少しずつていねいに動かすようにすると、必ずねじれるようになりますよ。

2 両ひざを曲げて右に倒す

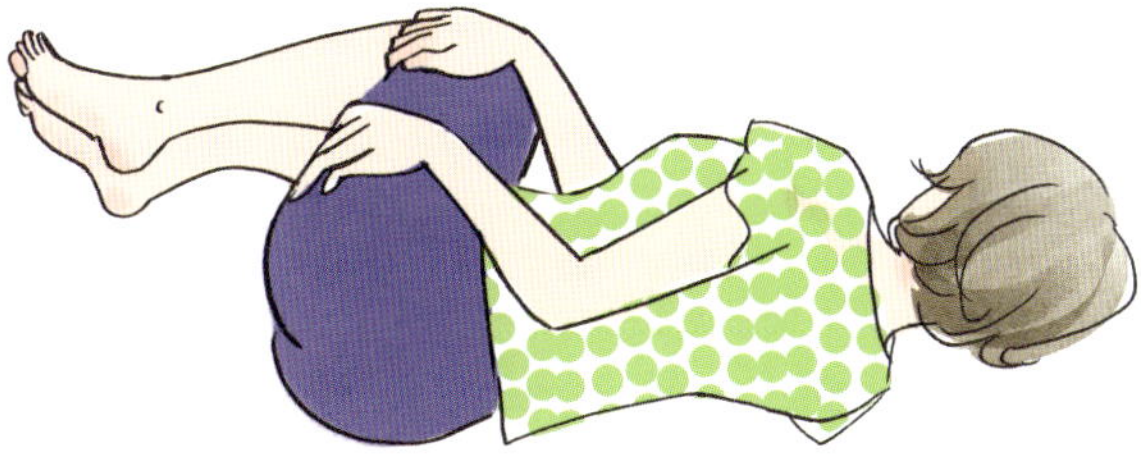

骨盤を立てる。

3 左ひざを右手で床に押しつけ、左手を伸ばして顔は指先に向ける

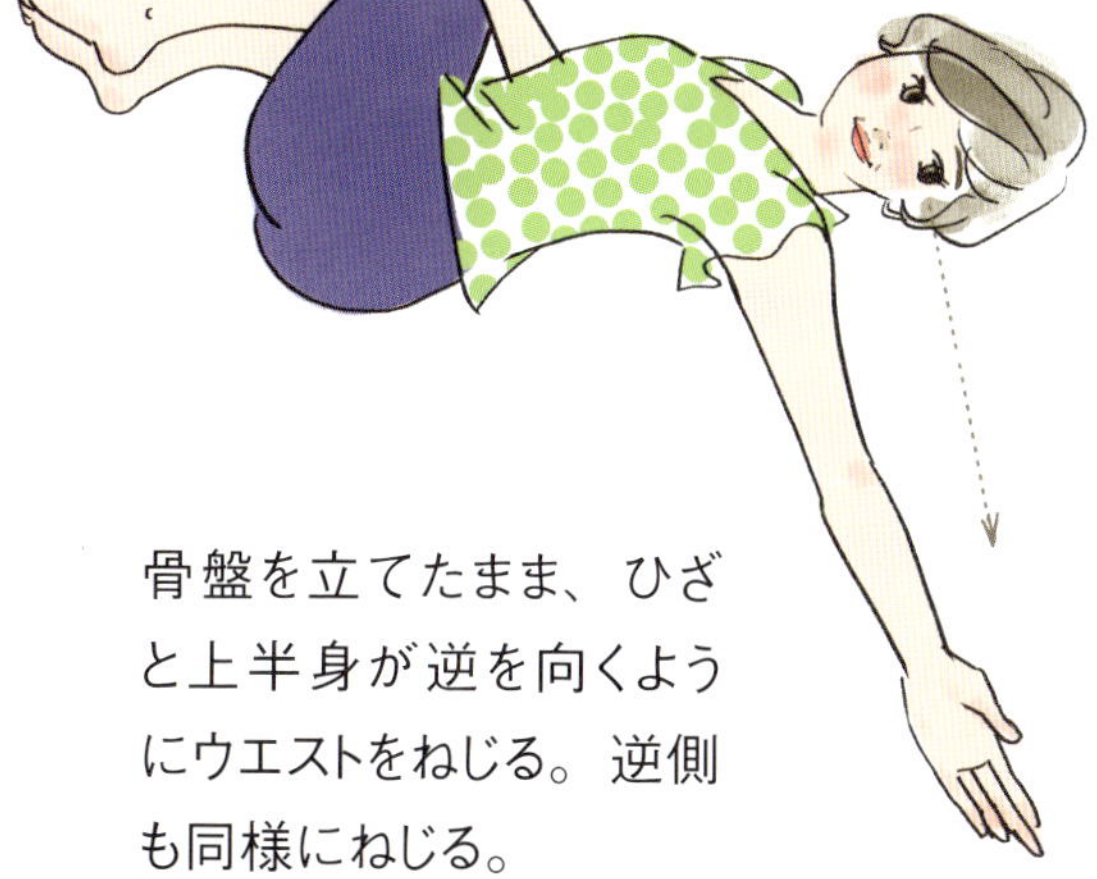

骨盤を立てたまま、ひざと上半身が逆を向くようにウエストをねじる。逆側も同様にねじる。

おしりに力をつける

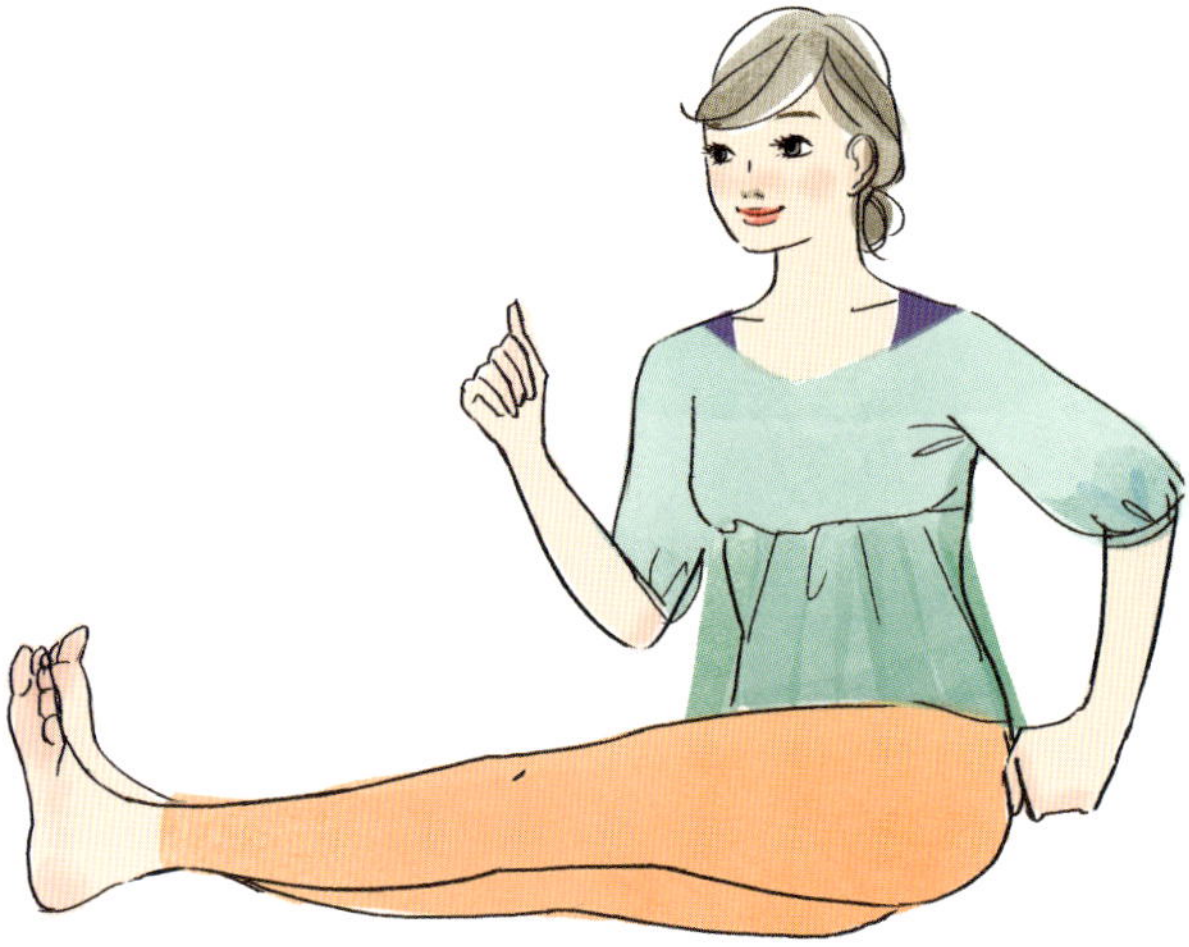

おしりに筋肉がない人はいませんから、安心して

ここまでにもすでに何度も「おしりを寄せる」と書いてきました。**おしりを寄せるというのは、おしりのほっぺを真ん中に集めるようにして力を入れるということです。**手で寄せるんじゃありませんよ。

寄せようとしてもピクリとも動かない？　初めての人はだいたいそんなものですから大丈夫です。

あぶら身がいっぱいついたおしりの人でも、頼りないほど薄いおしりの人でも、おしりとももの境目がわからなくなっていても、寄せるための筋肉はありますから安心してください。**足先から始めて、ひざ、ももと順に筋肉を使っていけばいいのです。**ひざを伸ばしたあたりでももに力が入って、脚が1本の棒のように硬くなり、最後におしりの奥が硬くなります。おしりが寄ったと思ったら、両手でももとおしりを触ってみてください。**あぶら身の奥で筋肉が硬く引き締まっているでしょ？**　これがおしりを寄せるということです。

少しずつできればいいのよ　あきらめないでね

何回やってもおしりが硬くならない人もいるかもしれないけど、たたいたり、つかんだり、ときにはつねったりしていると、脳につながって、力は必ずつくから、あきらめないで。「おしりは脂肪でできている」と思っている人もいるようですが、**立って歩ける人なら、脚にもおしりにも必ず筋肉はありますから**ね。

できなくてもコツコツ続けていくと、足からひざ、ひざからもも、ももからおしりの筋肉へつながっていることが実感できるようになります。その感覚がわかりさえすれば、何回やってもおしりが硬くならなかったときのことがまるでウソのように、ひょいひょいおしりを寄せられるようになりますよ。できるまで1週間でも1カ月でも、あきらめずくり返してくださいね。

ちゃんと支えることができる**筋肉のあるおしりは美しいわよ。**おしりの力であなたの上体を保っているのだから、とにかくおしりが役に立っていないと、生きられないよ。

おしりに力をつける①

脚を上げる

うつぶせになって片脚を上げる

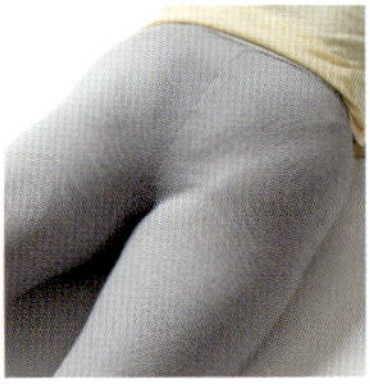

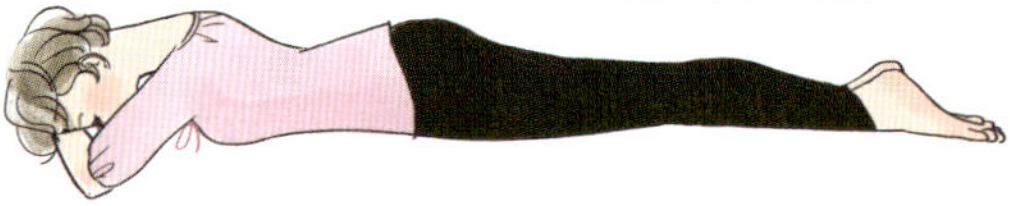

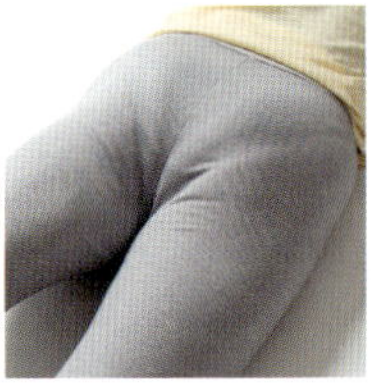

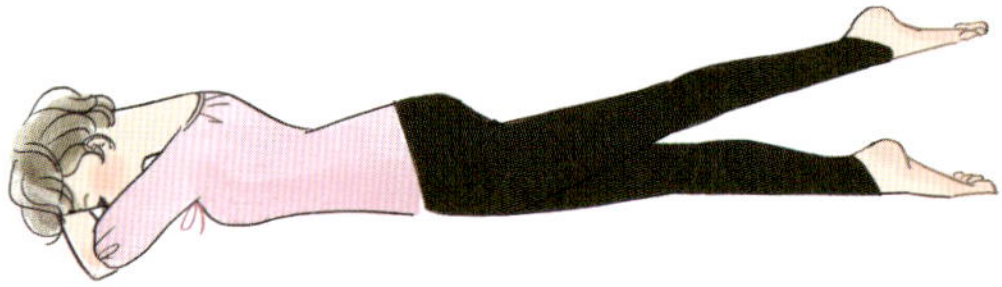

ひざを伸ばして、おしりの力で脚を上げる。おしりの筋肉を使っているなと感じ取れたらゆっくり3つ数える。もう一方の脚も同様に。

歩くときはどこの筋肉を使っていると思います？　脚？　そうよね、脚を動かしますからね。でもね、**本当はおしりで歩いてる**のよ。上り坂を歩いてごらんなさい。おしりとお腹の筋肉が弱っているとなかなか上れませんよ。おしりが体を全部支えているのですから。ここでは、うつ伏せになって行う方法とよつんばいになって行う方法を紹介します。

Q　脚がまったく上がらなくていい？

A　脚を高く上げることよりも、おしりを意識して使うことが大事。ひざを伸ばしておしりを意識すれば、大丈夫！　**そのうち必ず上がるようになる**わ。

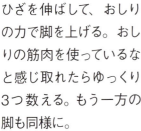

手をついてよつんばいでやってもOK！

1 よつんばいになって脚を上げる

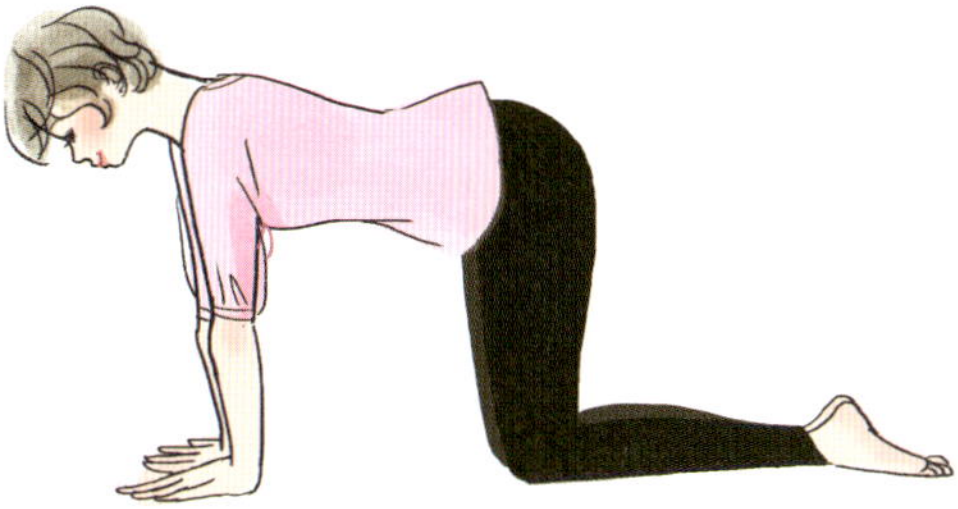

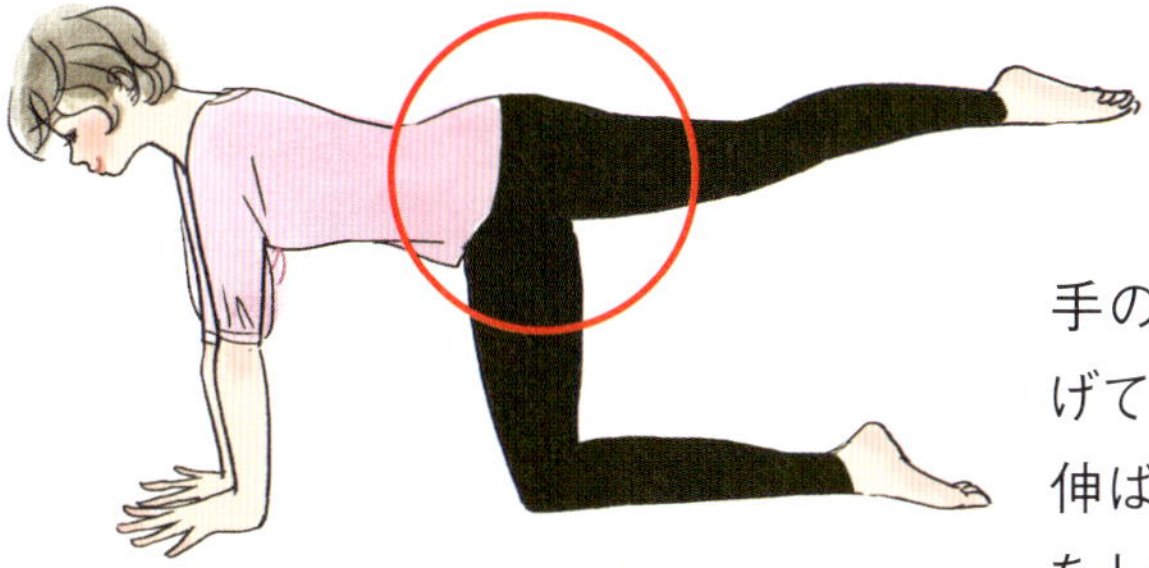

手の指は開く。肩は下げてラクにする。ひざを伸ばしておしりの力で脚を上げる。

2 限界まで脚を上げる

もう限界！　と思う高さまで上げて、おしりを使っているなと感じ取れたらゆっくり３つ数える。もう一方の脚も同様に。

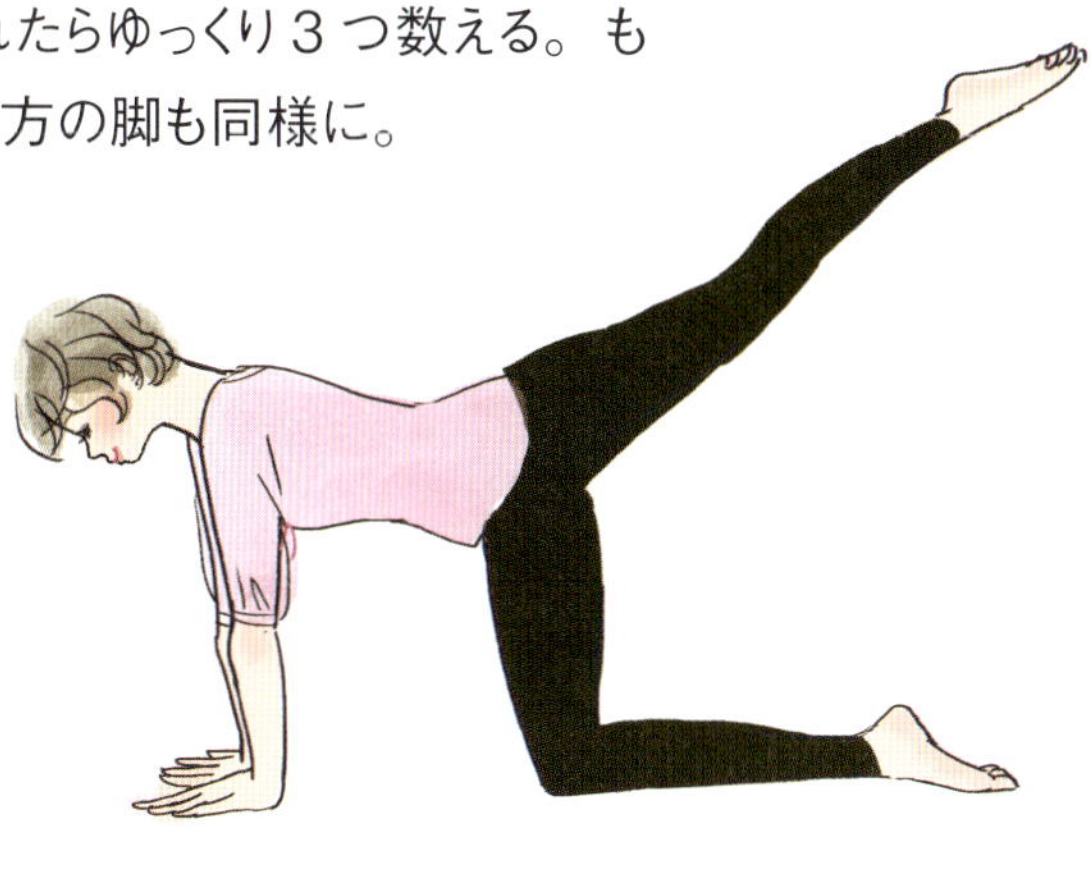

股関節まわし

1 よつんばいになって脚を上げる

手の指は開く。ひざを伸ばしておしりの力で脚を1本の棒のようにする。

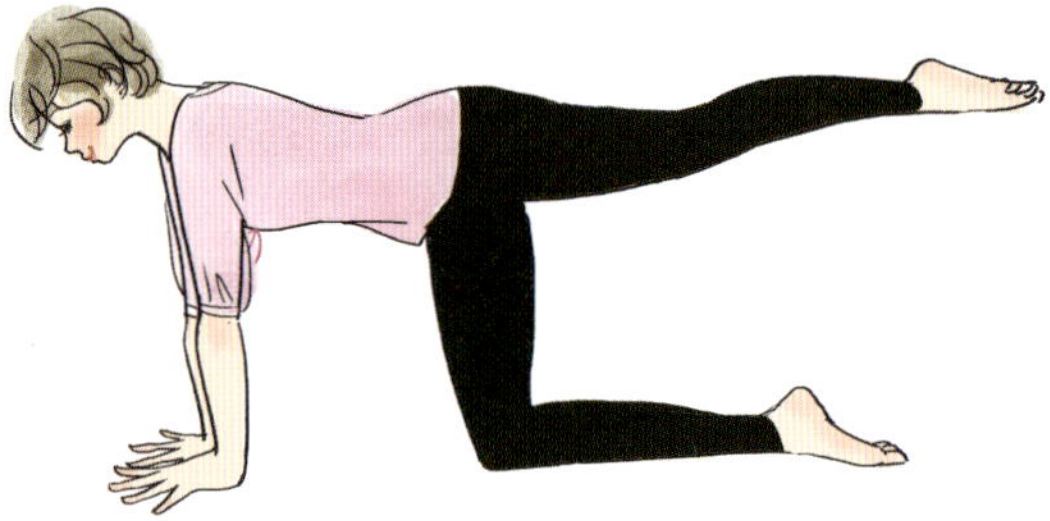

股関節はぐるりと1周まわせるようにできているると知っていますか？　そのために、たくさんの筋肉がおしりにあります。股関節はおしりの筋肉で回すのです。

股関節を傷めると、上半身を支える力が弱って、ひざに余計な力がかかるので、ひざまで悪くしてしまいます。**股関節は骨盤を支えていますから**よく動かしてくださいね。

Q　股関節が硬くて大きくまわせません

A　足で三角や四角を描くようなまわし方でもいいですよ。**股関節を動かすおしりの筋肉や腹筋**が育ってくると、脚がなめらかに大きくまわせるようになりますよ。

2 ひざを伸ばして股関節をまわす

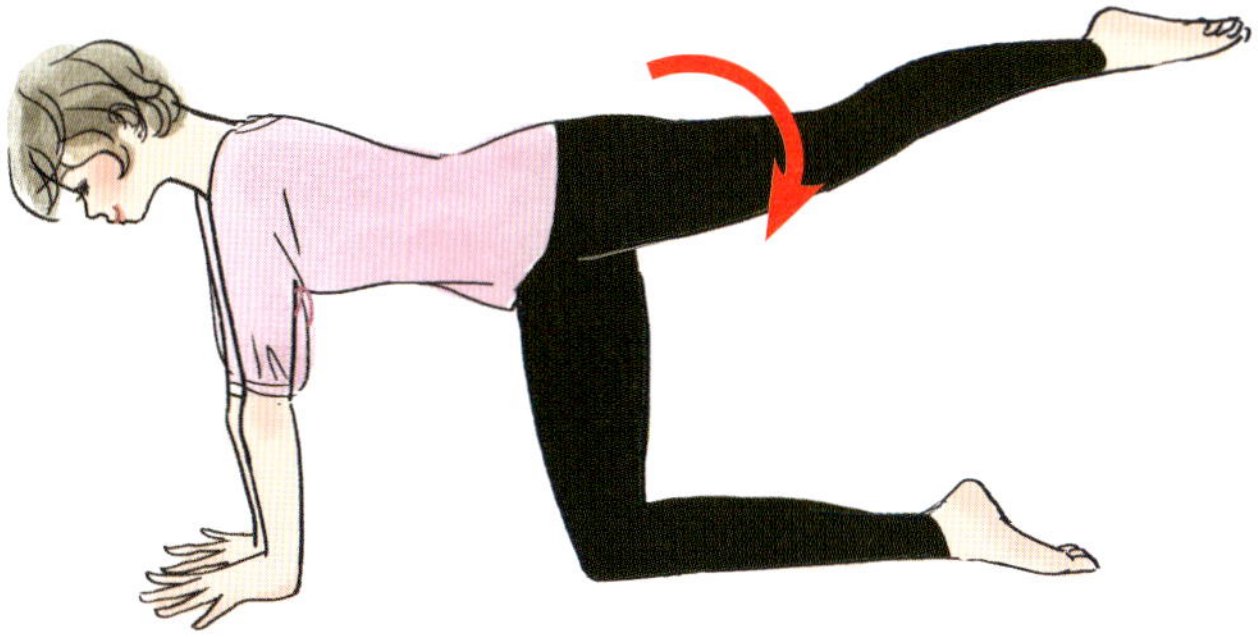

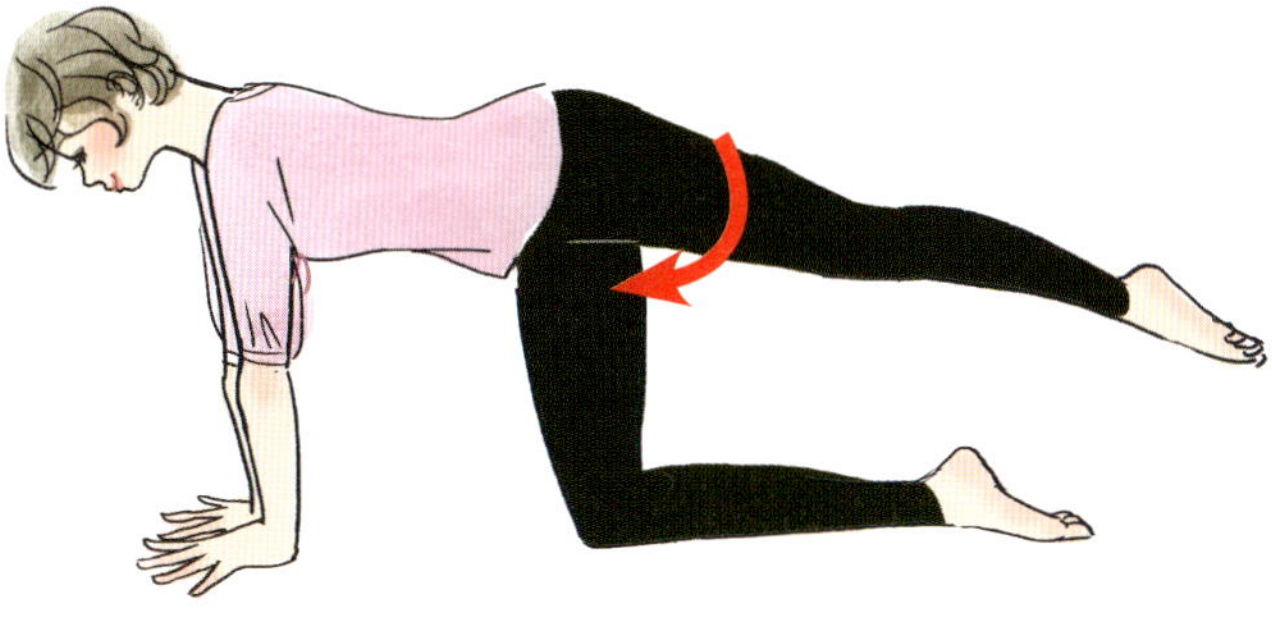

脚で円を描くようにもものつけ根からまわす。1周を5秒くらいかけて、使っている筋肉を感じとりながらゆっくりまわす。逆まわしもする。もう一方の脚も同様にする。

おしり歩き

1 脚を伸ばして座り、片側ずつおしりを上げる

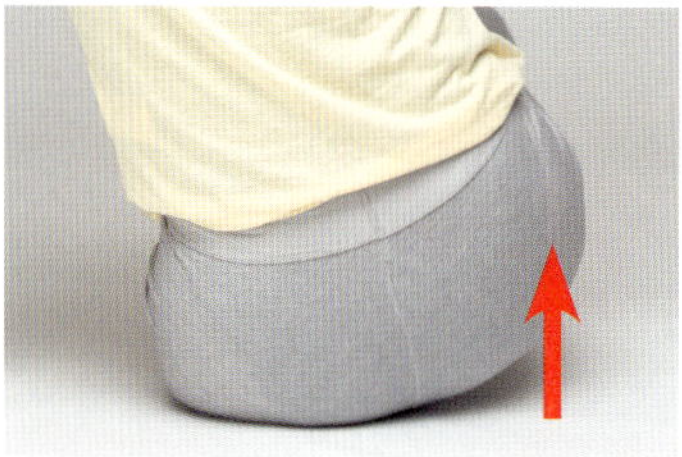

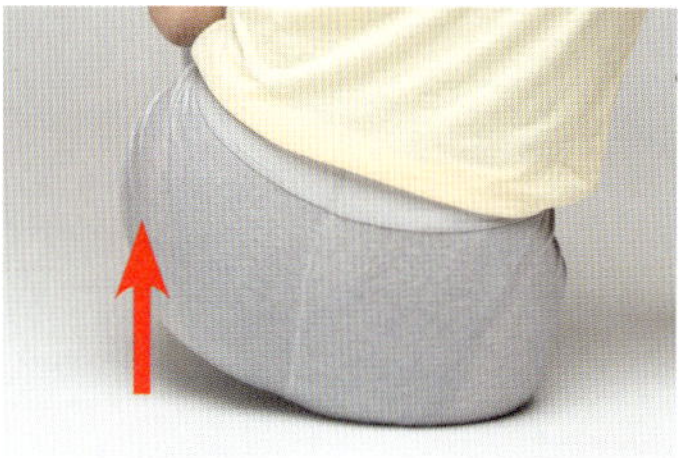

まずその場で、おしりの右側を浮かせて、次に左のおしりを浮かせる。何度かくり返す。

座った状態でおしりを使って前に進むと、骨盤が前後に動いておしりの筋肉も、骨盤を支えている筋肉も育ちます。おしりを寄せてお腹を引いて、ひざを伸ばして、ももを持ち上げると脚にも力がつきますが、初めは無理をしないでね。腕の力を借りて、**ひじを後ろに引いて肩甲骨を動かすように腕を振ると、前に進みやすい**ですよ。

Q 後ろに進めません。前進だけでいい？

A そんなにすぐにあきらめないで。前に進むときと逆の動きをすればいいのです。どうしたら後ろに下がれるか**頭を使って、おしりに意識を集中**してみてね。

2 腕を振って、おしりで歩く

前に進む

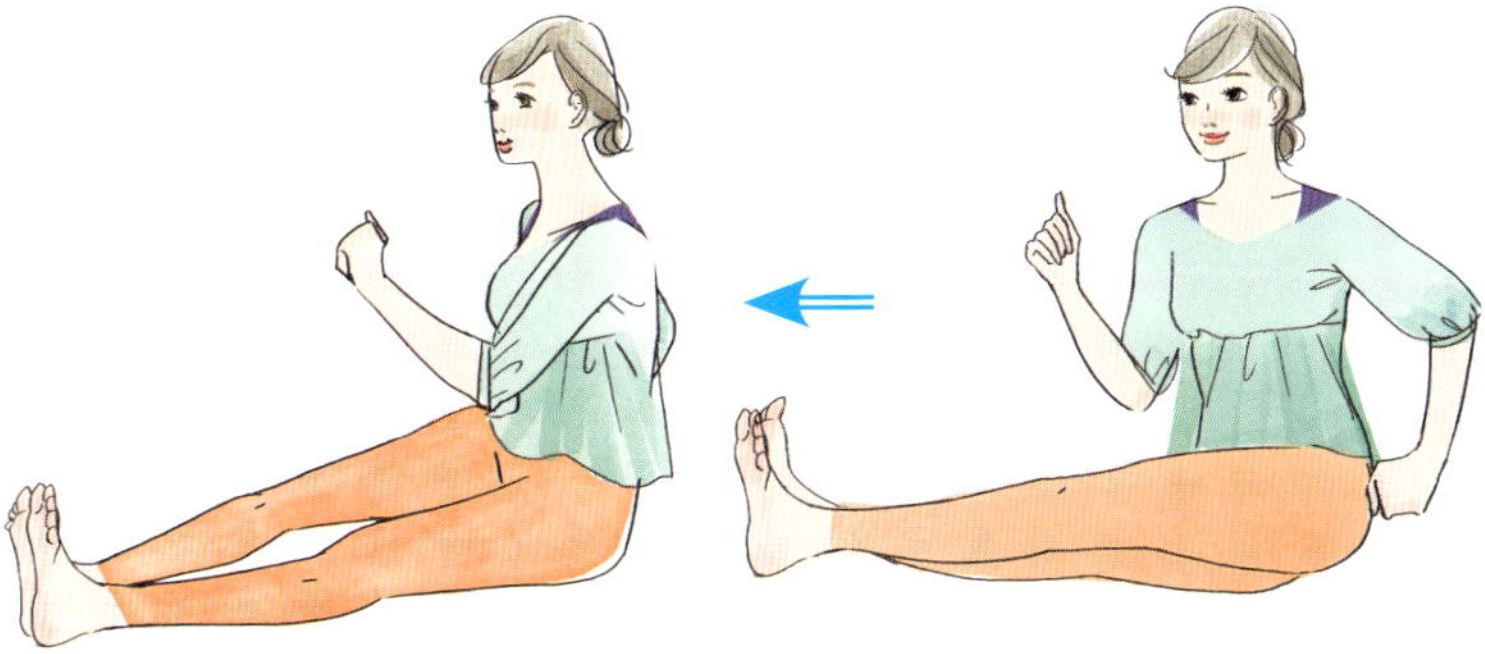

後ろに進む

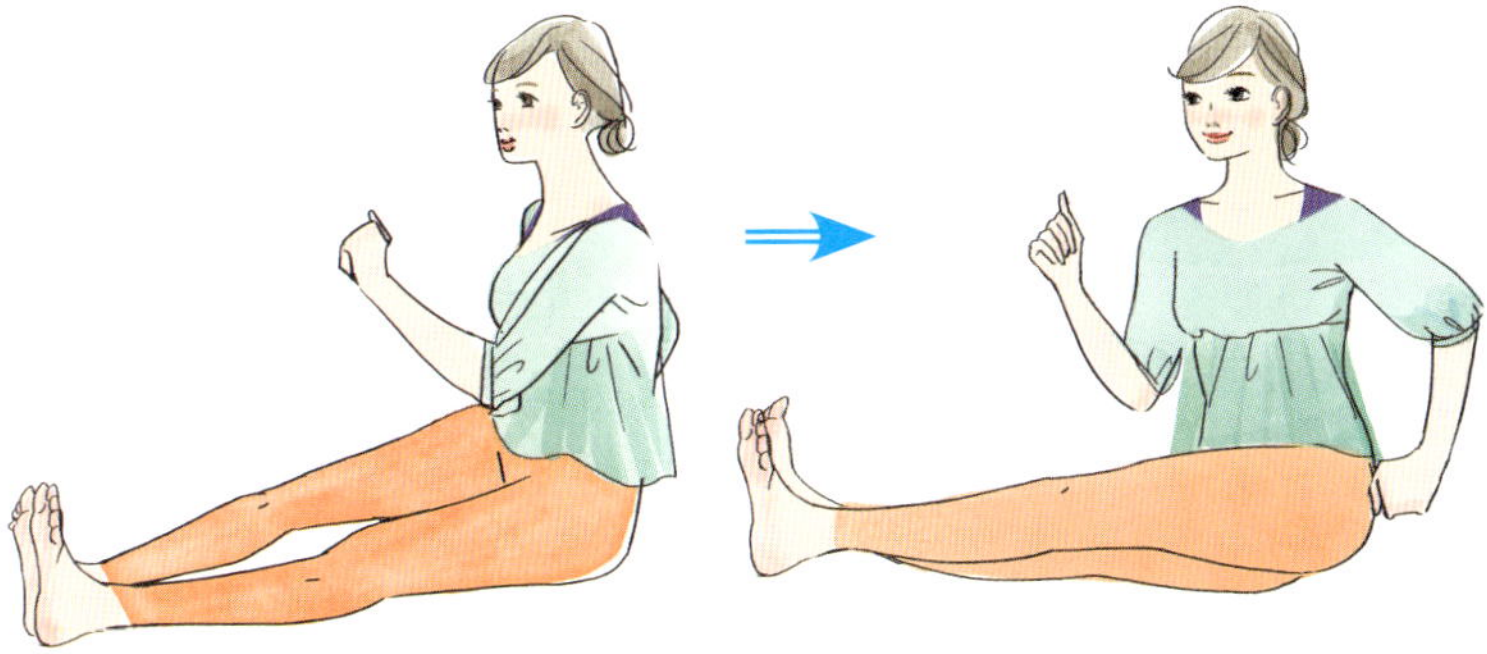

おしりを寄せてお腹を引き、ひざを伸ばして脚を1本の棒のようにする。足首は折り曲げている。骨盤を動かしながらももを上げて進む。腕はひじを後ろに引いて肩甲骨を動かす。

おしりに力をつける④

おしりを寄せて上げる

1 あお向けに寝てひざを立てる

足を肩幅に開く。
肩はラクにする。
目は開ける。

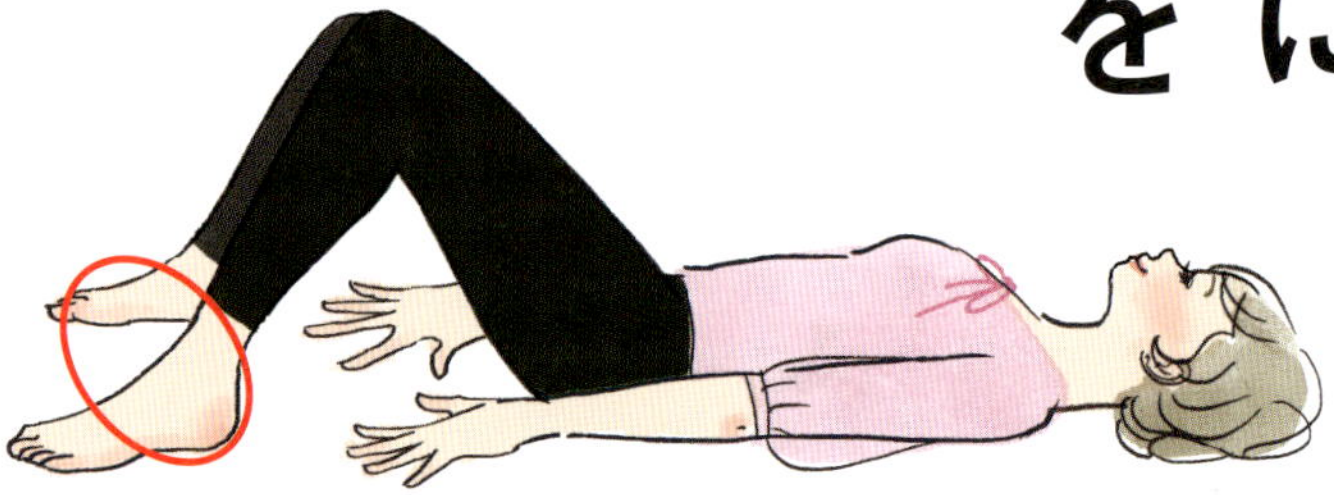

おしりを寄せて胸からお腹、ももの前側まで、体の前側をぐーっと伸ばすと、おしりと体の前側の両方に力がつきます。肩を床につけて肩甲骨を寄せると胸が左右に開いて背中も動きます。**体のつながりを感じながら**じっくり動かしてください。

Q　おしりが上がりません。どうすればいい？

A　おしりが上がらなくても、**おしりを寄せてお腹を引くことが大事。**それができたら胃と脚の付け根を上げる。最後に肩甲骨を寄せる。一気に全部をやろうとしないで、ひとつずつ順に意識を向ければやりやすいですよ。ゆっくり自分のペースでやってね。

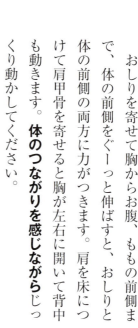

2 足の指でふんばって、おしりを上げる

足の指でぐっとふんばって、おしりを寄せてお腹を引く。おしりとももの力を使って胃と脚の付け根を上げる。肩甲骨を寄せて胸を開く。目は開ける。

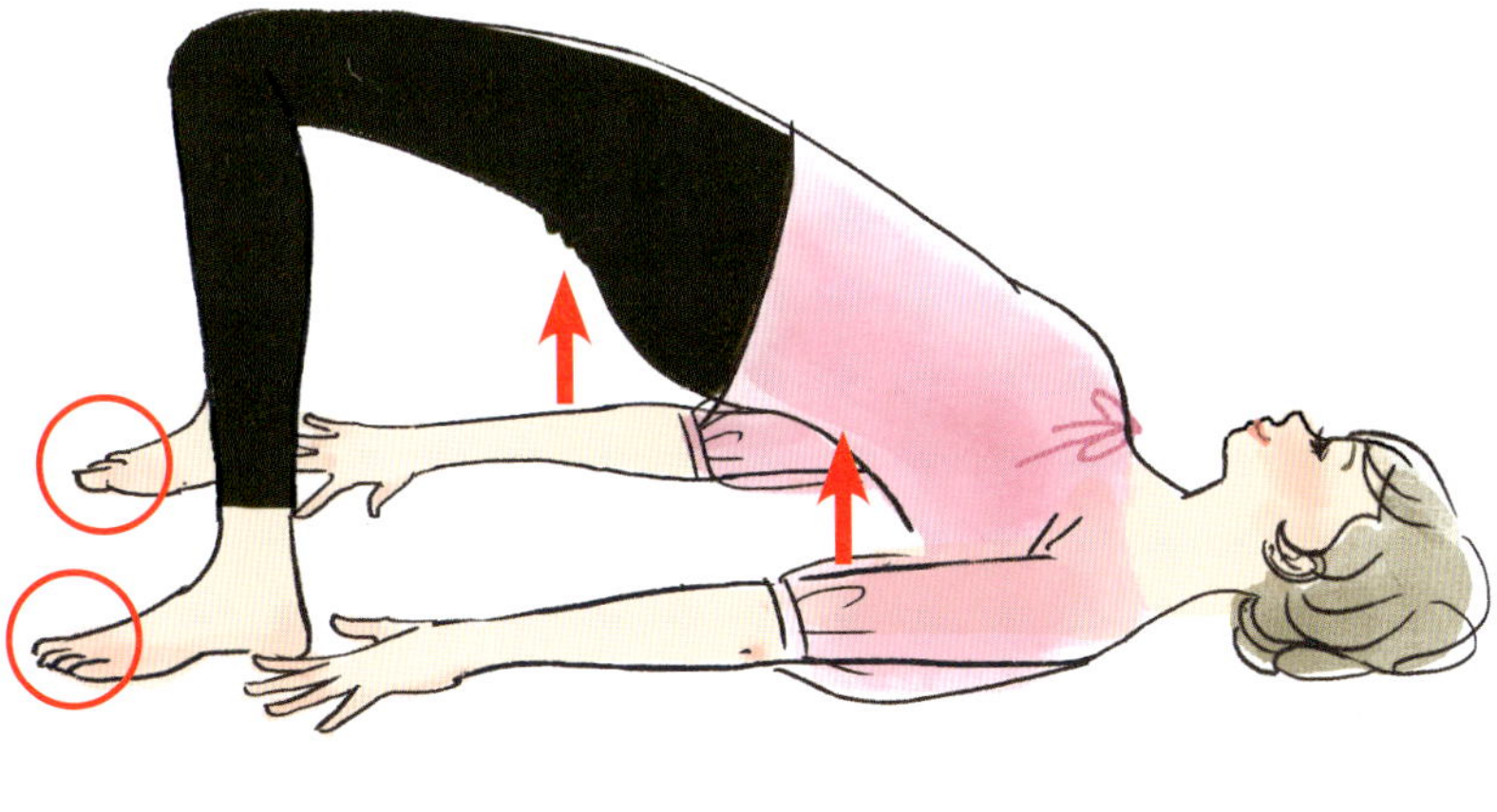

コラム

筋肉はお店で売ってないよ

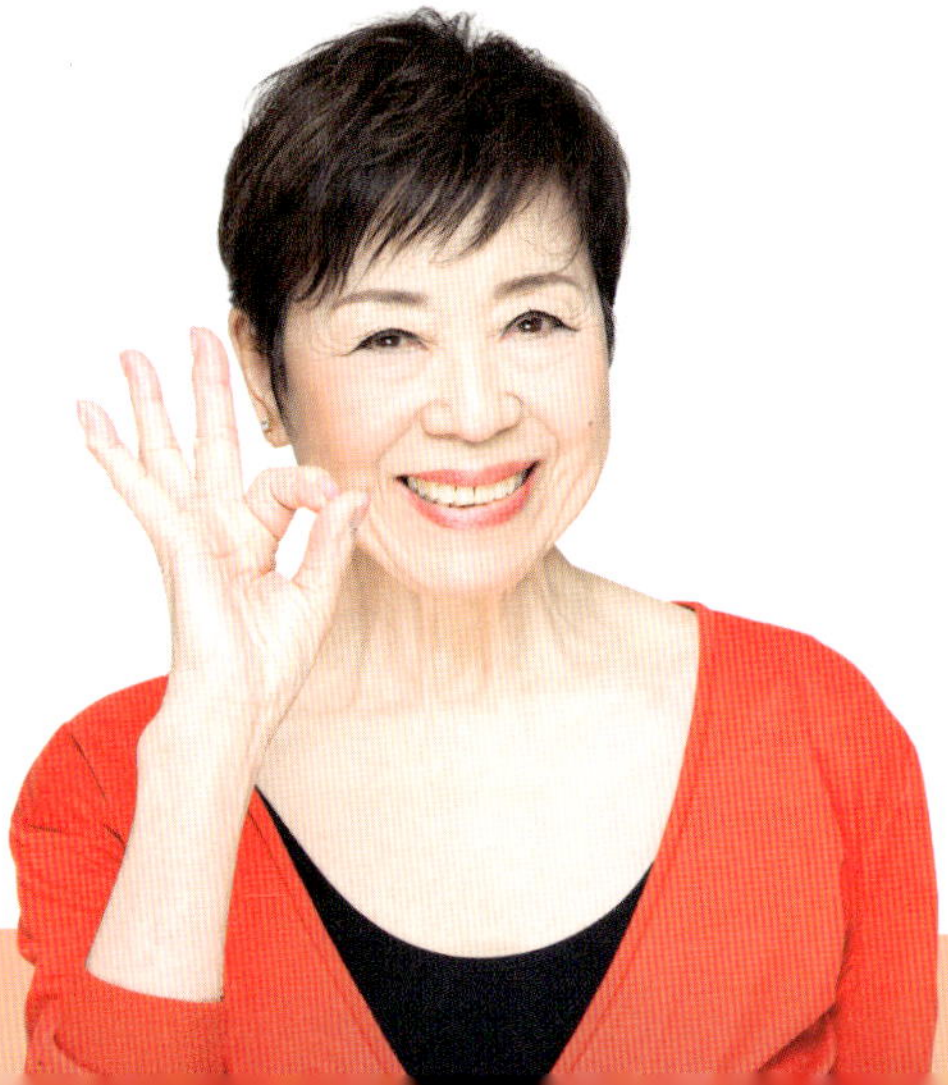

郵便はがき

料金受取人払郵便

渋谷局承認

6009

差出有効期間
2020年12月
31日まで
※切手を貼らずに
お出しください

150-8790

130

〈受取人〉
東京都渋谷区
神宮前 6-12-17
株式会社ダイヤモンド社
「愛読者係」行

フリガナ		生年月日		男・女
お名前		T S H　年齢　歳 年　月　日生		
ご勤務先 学校名		所属・役職 学部・学年		
ご住所 （自宅・勤務先）	〒 ●電話　（　　）　●FAX　（　　） ●eメール・アドレス （　　）			

◆本書をご購入いただきまして、誠にありがとうございます。

本ハガキで取得させていただきますお客様の個人情報は、以下のガイドラインに基づいて、厳重に取り扱います。

1, お客様より収集させていただいた個人情報は、より良い出版物、製品、サービスをつくるために編集の参考にさせていただきます。
2, お客様より収集させていただいた個人情報は、厳重に管理いたします。
3, お客様より収集させていただいた個人情報は、お客様の承諾を得た範囲を超えて使用いたしません。
4, お客様より収集させていただいた個人情報は、お客様の許可なく当社、当社関連会社以外の第三者に開示することはありません。
5, お客様から収集させていただいた情報を統計化した情報（購読者の平均年齢など）を第三者に開示することがあります。
6, お客様から収集させていただいた個人情報は、当社の新商品・サービス等のご案内に利用させていただきます。
7, メールによる情報、雑誌・書籍・サービスのご案内などは、お客様のご要請があればすみやかに中止いたします。

◆ダイヤモンド社より、弊社および関連会社・広告主からのご案内を送付することがあります。不要の場合は右の□に×をしてください。　不要 □

①本書をお買い上げいただいた理由は？
（新聞や雑誌で知って・タイトルにひかれて・著者や内容に興味がある　など）

②本書についての感想、ご意見などをお聞かせください
（よかったところ、悪かったところ・タイトル・著者・カバーデザイン・価格　など）

③本書のなかで一番よかったところ、心に残ったひと言など

④最近読んで、よかった本・雑誌・記事・HPなどを教えてください

⑤「こんな本があったら絶対に買う」というものがありましたら（解決したい悩みや、解消したい問題など）

⑥あなたのご意見・ご感想を、広告などの書籍のPRに使用してもよろしいですか？

1　実名で可　　2　匿名で可　　3　不可

※ご協力ありがとうございました。

あなたの体の筋肉はまるごとでひとつ

二の腕の力こぶや割れた腹筋だけが、筋肉ではありません。**筋肉は体じゅうにしっかりとつながっています。** 体を自在に動かせるのは筋肉のおかげ。筋肉がなければ指の1ミリだって、動かせません。

顔の表情をつくるのも筋肉、ものを食べたり飲んだりできるのも筋肉があるからです。どんなにあぶら身がついている体でも、あぶら身の奥には筋肉があります。私たちは本来、**思った通りに動けるようにできている**のです。

あちこち体が痛むのは筋肉が弱っている証拠

肩こりやひざ痛、腰や股関節が**痛むのは、ほとんどの場合、筋肉が弱っているから**です。体を支え動かす関節の周りには強靭な腱《けん》があって、ほかよりも頑丈につくられていますが、その腱につながっているのは筋肉です。筋肉が弱ると頑丈な腱も弱って関節に痛みが出るのです。

全身の筋肉はすべてつながっています。**痛いからといってまったく体を動かさないのは治りが遅くなります。** 痛むことなく動かせる場所をさぐって、様子をみながら少しずつ動かしていきましょう。

筋肉は鍛えない。愛情をかけて育てるもの

きくち体操は命に感謝し、生きていくのに必要な筋肉を意識的に使えるようにします。私たちは**アスリートではないので、日常生活を元気でつつがなく送れる筋肉を育てる**ために動くのです。年齢を重ねるうちに衰えていく筋肉を、弱らせないように動かし続けていくことが大事です。

筋肉はいくつになっても育ちます。意識して、愛情をかけて、体をいつくしんで動かせば、動かした分だけ、筋肉にも気持ちにも力がつきます。90歳を過ぎても筋肉をよりよくしていけることを、きくち体操の多くの生徒さんが実証しています。

おしりは筋肉の要《かなめ》。おしりが上がると全身が輝き、生き返る

おしりは、ももの後ろ側につながる筋肉、股関節を支え動かす筋肉、腰や背骨を支え動かす筋肉につながる、重要な場所です。ここは**絶対に弱らせてはいけない**ところなのです。

おしりは上半身にも下半身にもつながって、まさに体全体の要所。だからこれだけ大きな筋肉があるのです。**おしりは美しさを作り出せる場所でもあります。**あるべきところに筋肉があって、筋肉のひとつひとつに力がつくと、**おしりが上がって美しくなりますよ。**

あなただけの
オリジナルの筋肉を
育て上げてね

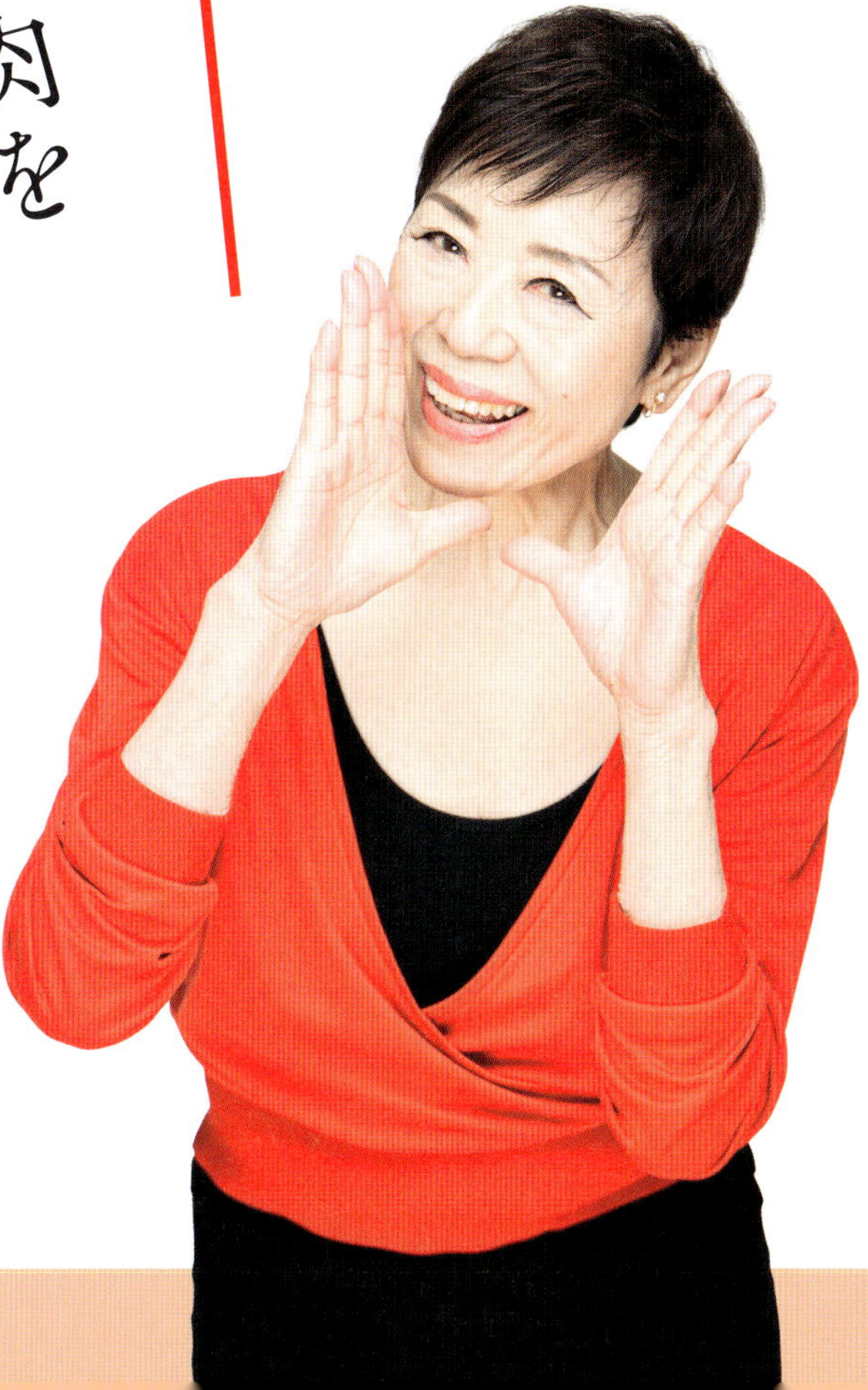

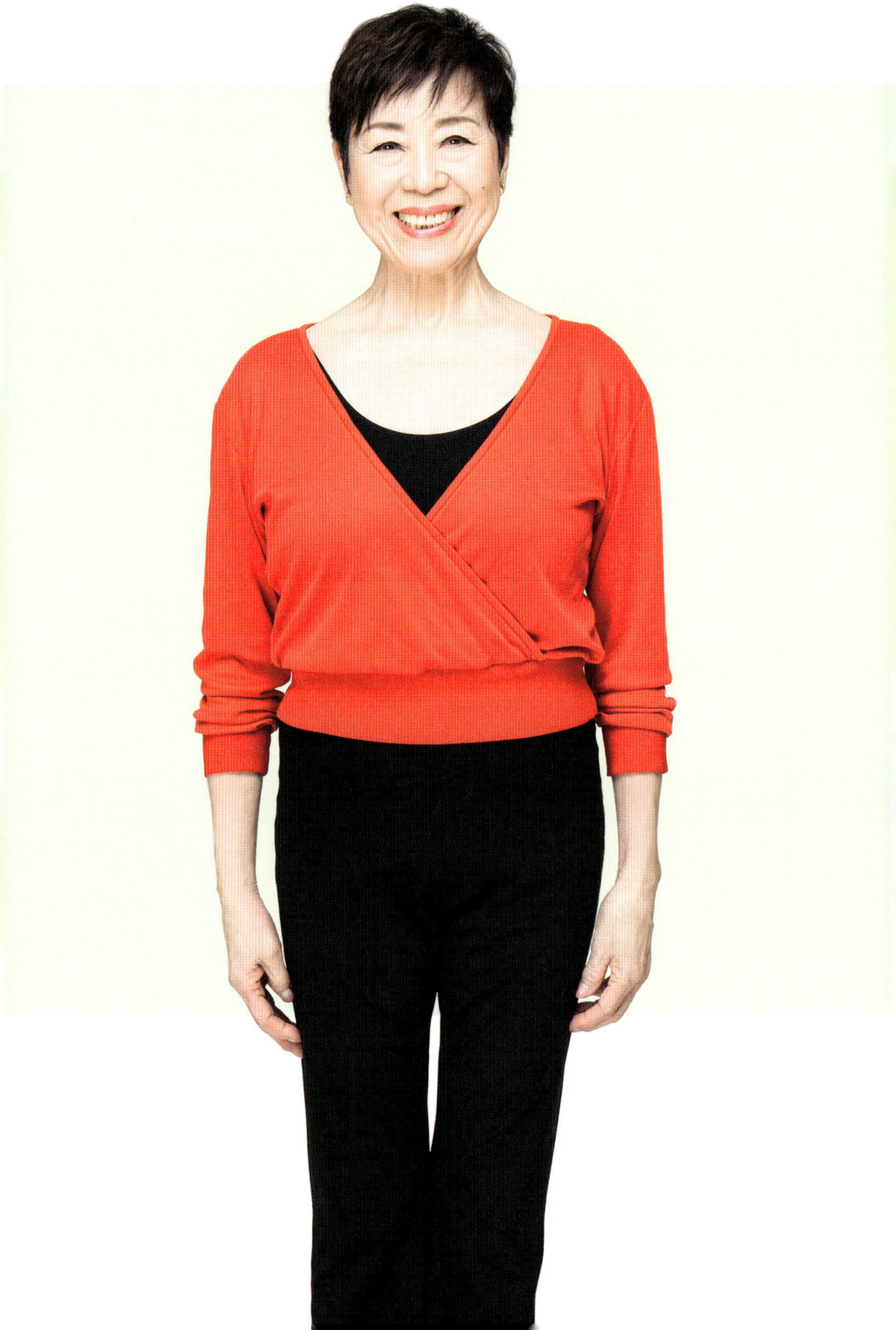

おしりの偉大さが実感できるよ!

おしりを使って基本のきくち体操

3章

きくち体操の基本の動きも、おしりで動かそうと意識すると、手足の動きがまったく違います。お腹の筋肉も、背中の筋肉も全部使うから、全身に力がつけられます。あの世に行っても毎日やるしかないわ!

おしりを意識して体を動かす

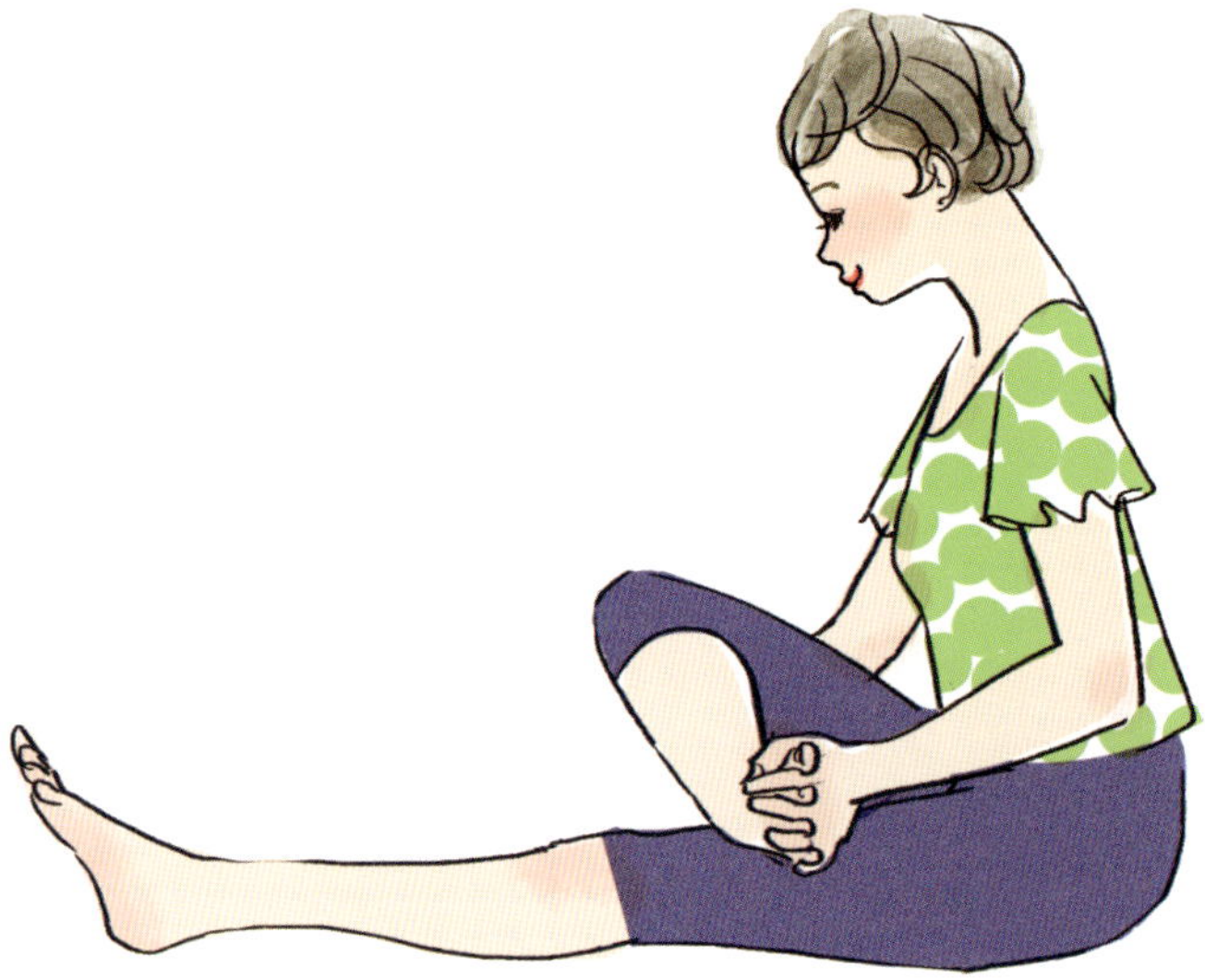

指から始まる1本1本の筋肉は　おしりまでつながっている

体はすべて脳とつながっていて、脳からの指令なしではピクリとも動きません。**なかでも脳と密接につながっているのが、手足の指です。**生きていくのに不可欠なところは、よりしっかりと脳とつながっているのですね。実際に、手足に意識を向けて動かしてみると、脳と手足がつながっていることが実感できます。

ここでちょっと、手の指を「グー」「パー」と動かしてみてください。簡単にできましたね？　手の指は日ごろからよく使うので、**慣れた動きは反射的にできる**と思います。でもね、手の指をよく見て、意識を向け、ゆっくりと力いっぱい「グー」「パー」と動かすとどうでしょう？ **指だけでなく、手のひらや手の甲、腕の筋肉も動いている**ことがわかると思います。そしてその筋肉は、**さらに背中にもおしりにもつながっています。**ですから、おしりを意識して指を動かすと、同時に多くの筋肉が動き、脳に届く刺激が強まります。体も温まりますよ。

体に意識を向けることは、動かすことと同じくらい大事

手の次は、足のお話です。きくち体操では、「足」と「脚」を使い分けます。「足」は足の指からかかとまで、「脚」は足首から太ももまでを指します。足の指から始まる筋肉も、ふくらはぎや太ももといった脚から、おしりへとつながっています。手の指と同じように、**おしりを意識して足の指を動かすと、顔の表情もパッと明るくなります。**意識を抜いて動かすのとは、全然違いますよ。体に意識を向けるということは、体を動かすことと同じくらい大事なこと。**意識の力は、それほど大きい**のです。

手足とおしりの筋肉のつながりがわかったところで、今度はおしりを寄せて立ち、手で「グー」をしてみてください。おしりを寄せると、体の前側の筋肉がおしりに引っ張られ、あぶら身も筋肉と一緒に動くので、**下あごのたるみが消えるし、胸も、ゆるんだお腹もすっきり引き締まります。**ももの外側が後ろに引っ張られるので、**脚もほっそり引き締まります。**

いつでもおしりに意識を向けていれば、たるみのない若さを保つことができるのです。

手の指を握る

おしりを意識して体を動かす①

1 手を前に出してひじを伸ばす

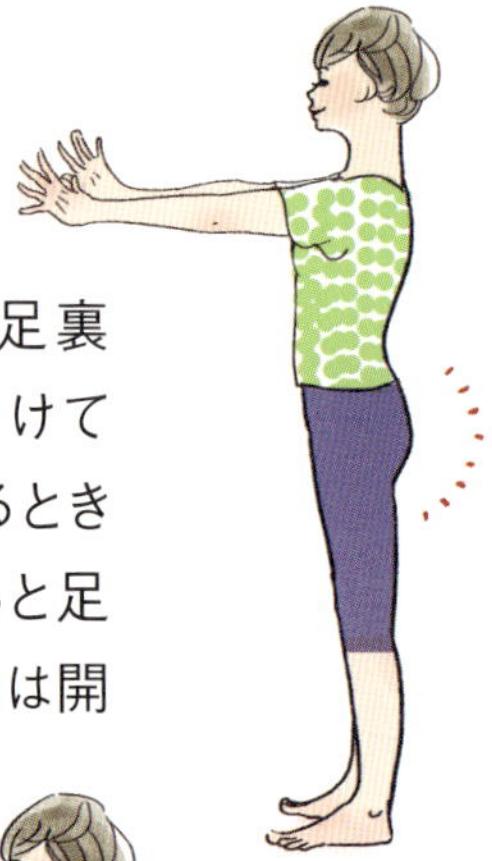

おしりを寄せて、足裏を床にぴたっとつけて踏みしめる。座るときは、浅く腰掛けると足裏に力が入る。目は開ける。

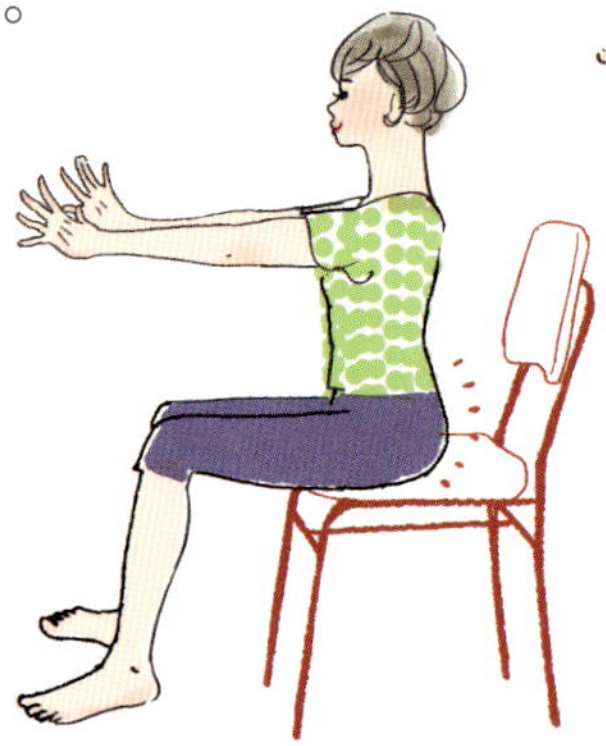

私たちの体は指から始まっているのよ。手の指を動かすと腕が動いて、腕が動くと胴体も動きます。**動かすということは筋肉を育てるということ。**手の指を懸命に動かすと腕にも力がついて、胴体にも力がつきます。これだけでも体がポカポカしてきますよ。

Q 小指にどうしても力が入らないときは？

A よく気がつきましたね。それが感じられただけでもいいわ。**小指が弱ると、包丁を握ったり、フライパンや重い荷物を持つことができなくなりますよ。**「おしりを寄せて、小指に力を入れる！」と意識して、これから少しずつ育てていってね。

2 親指を中に入れ、両手とも思いきり握る

おしりを寄せたまま、どの指もつめが白くなるまで力を込める。強く握ると、手首のすじが浮き出る。どの指にも力が入ってしっかり握れたと思ったらゆっくり3つ数える。

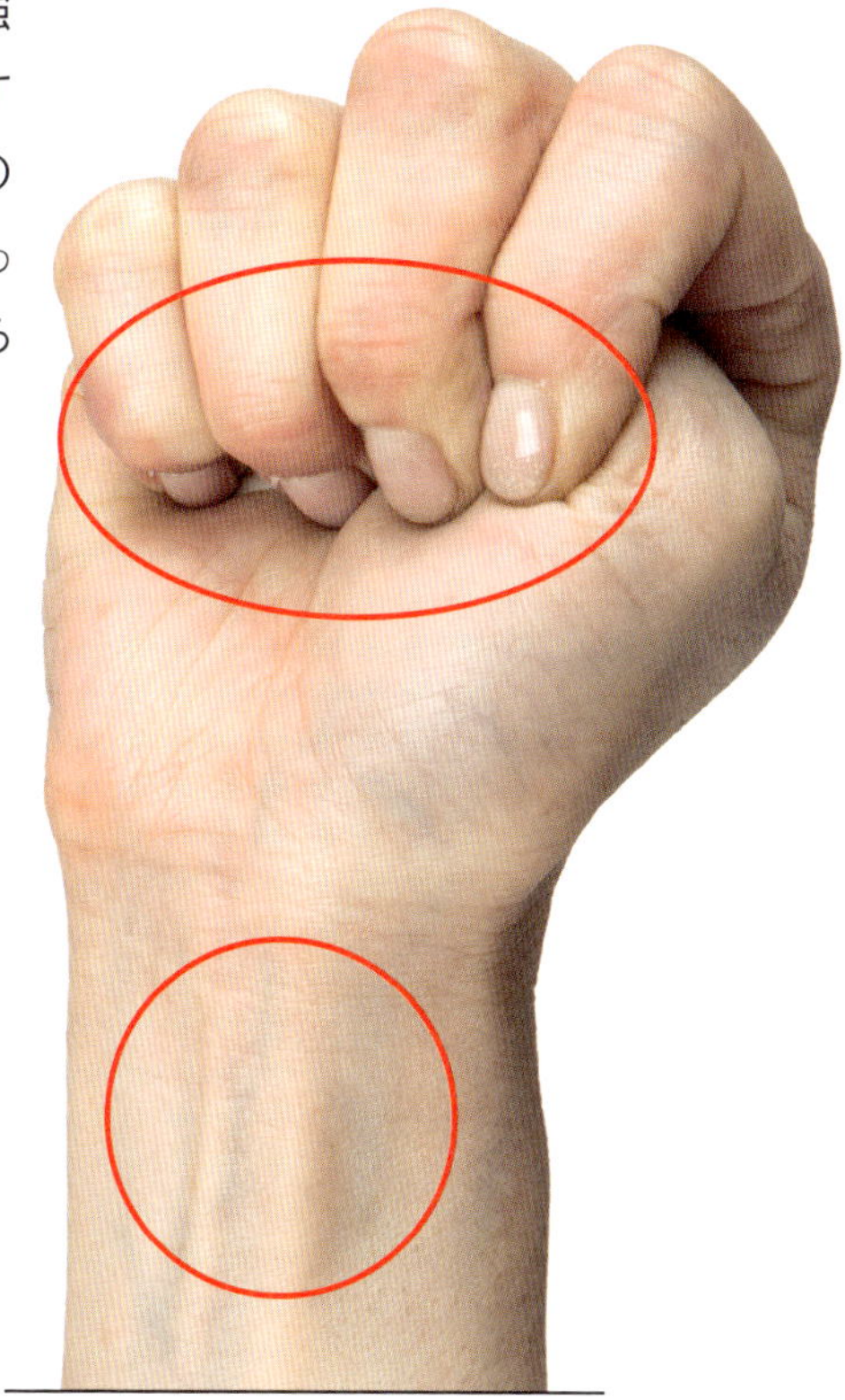

裏側はこんな感じ

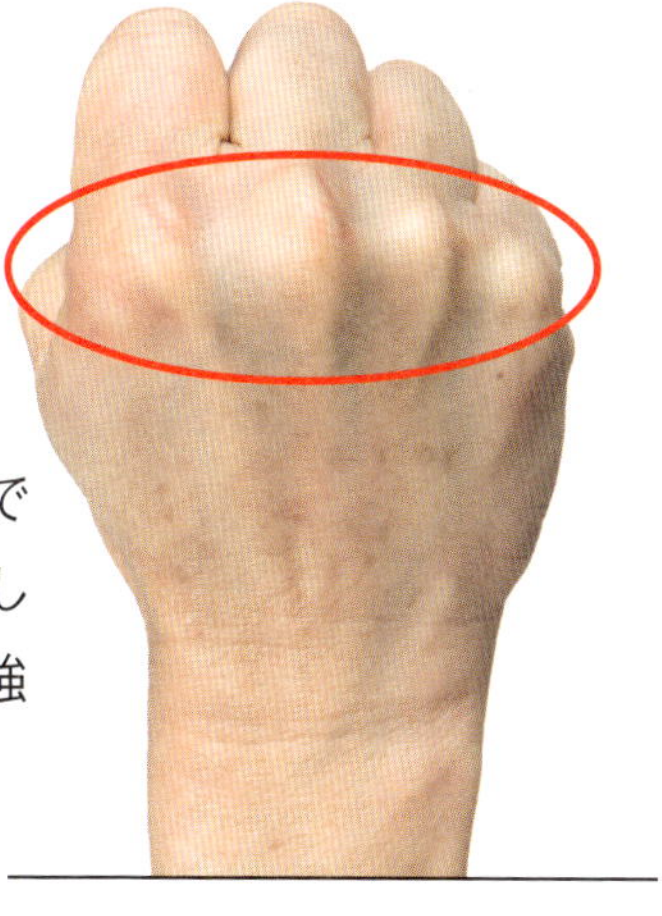

関節が白くなるまで力を込める。こぶしが小さくなるよう、強く握る。

手の指を開く

1 手を前に出してひじを伸ばす

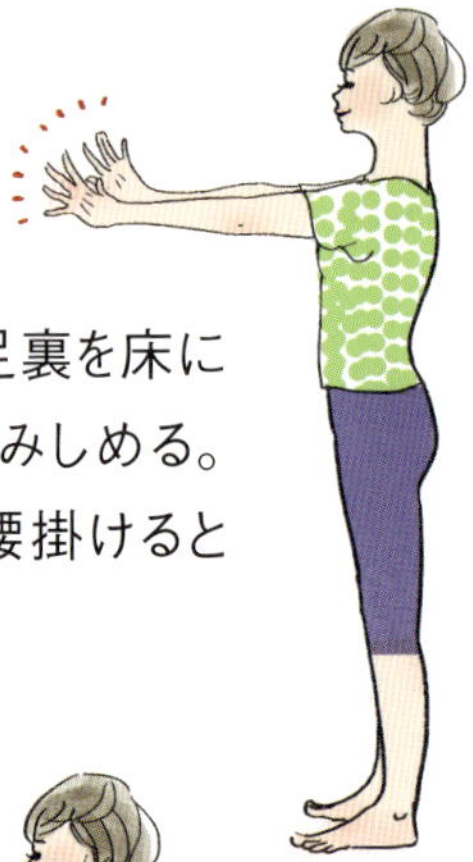

おしりを寄せて、足裏を床にぴたっとつけて踏みしめる。座るときは、浅く腰掛けると足裏に力が入る。

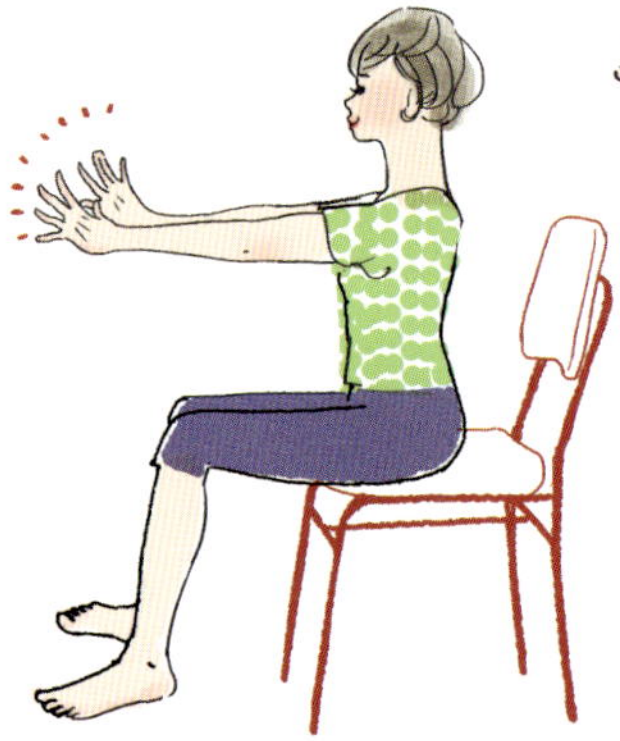

おしりを寄せて、手の指を「これ以上開かない！」というくらい全力で開いてください。**指を握ったときとは、違う筋肉を使っていますよ。**強く握ったあとに指を開くと、指を動かす脳がはっきりしているので、大きく開けますよ。

Q

腕までくたくたになるのはどうして？

A

腕までくたくたになったの？　素晴らしいわ！　手の指の筋肉は腕の筋肉へとつながって、腕の筋肉は胴体、おしりへとつながっているから、手を動かすときには自動的に腕、胴体、おしりも使っているんです。**全身のつながりを感じながら、**思いっきり開いてね。

2 指を思いきり限界まで開く

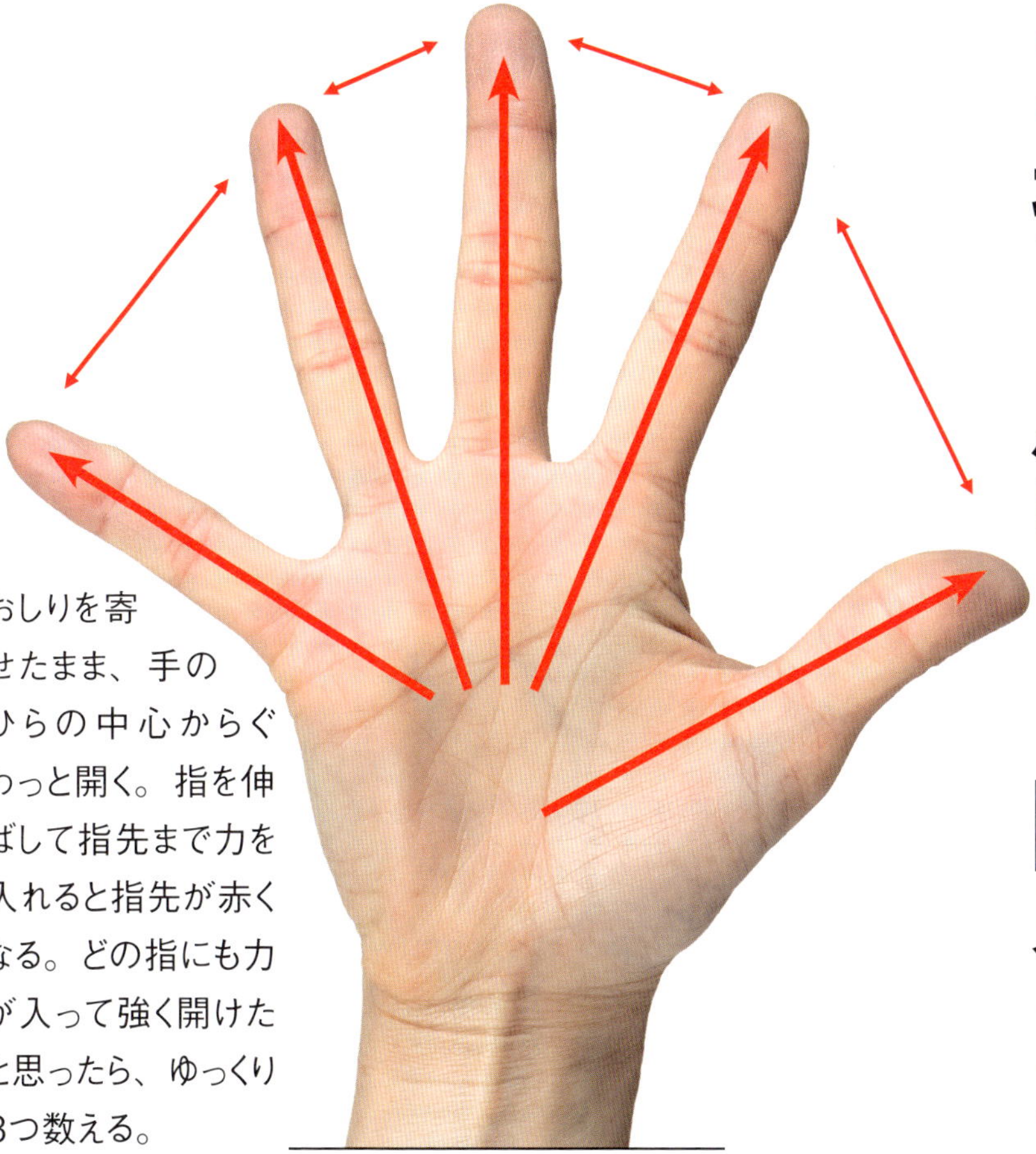

おしりを寄せたまま、手のひらの中心からぐわっと開く。指を伸ばして指先まで力を入れると指先が赤くなる。どの指にも力が入って強く開けたと思ったら、ゆっくり3つ数える。

裏側はこんな感じ

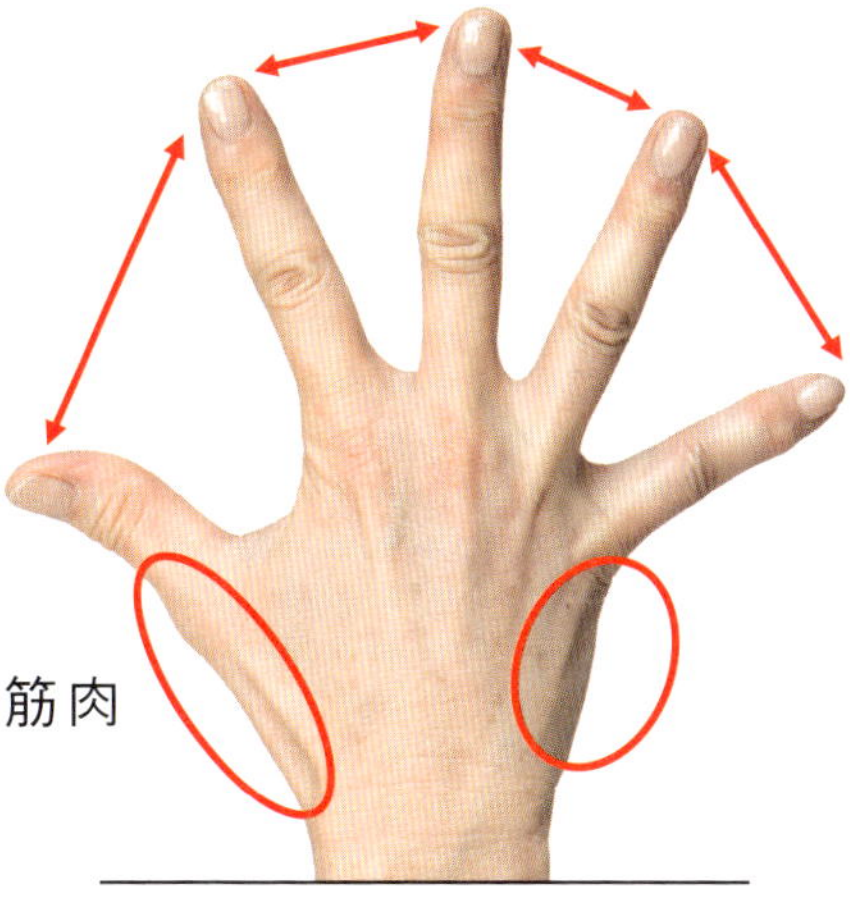

親指と小指の筋肉が盛り上がる。

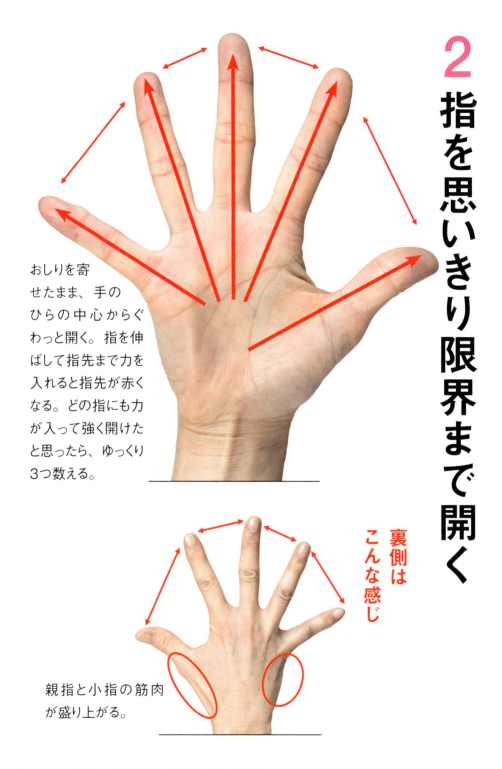

おしりを意識して体を動かす③

足の指を握る

1 手で足の指を動かす

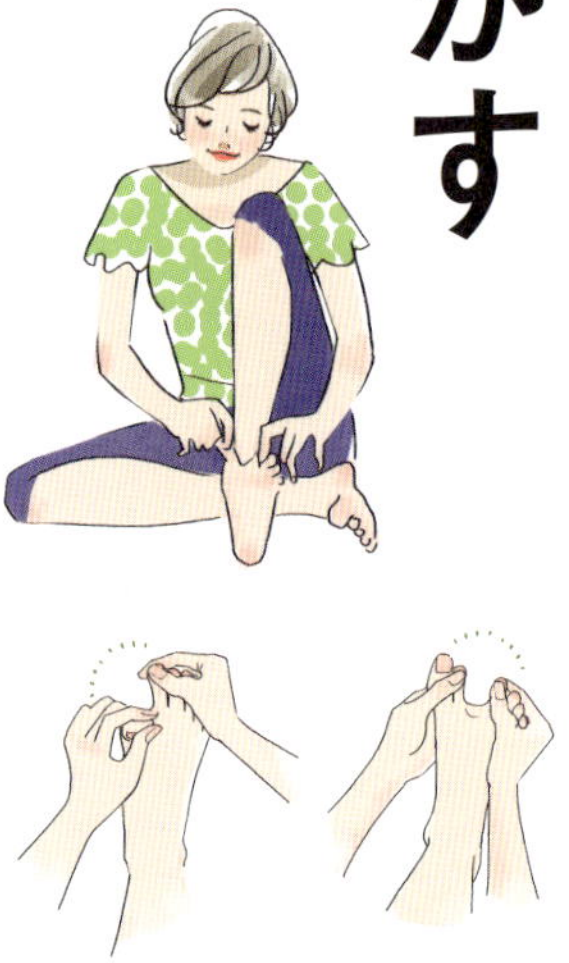

横に開く。 前後に動かす。

2 ひざを伸ばして座る

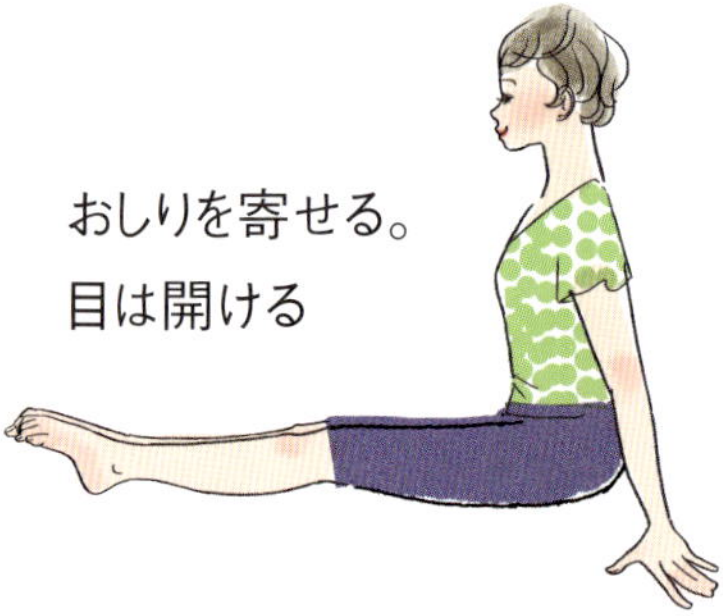

おしりを寄せる。

目は開ける

足の指も手の指と同じように大事です。おしりを寄せて、足の指を握ってみましょう。**足の裏は私たちの数十キロの体を、たったこれだけの面積で支えています。**大切に思い、おしりの力を使って、指にしっかり力をつけてあげてね。

Q

指に力が入りません。どうすればいい？

A

まず手で、足の指を動かしてみてください。どの指でもいいですよ。気がついたらいつでも指を動かし続けていると、脳と足の指がつながってきます。**「この指でこれからも歩いて行くんだ！」**と思って、目で指をしっかり見ながらくり返し動かそう。

3 両足とも指をギュ〜ッと握る

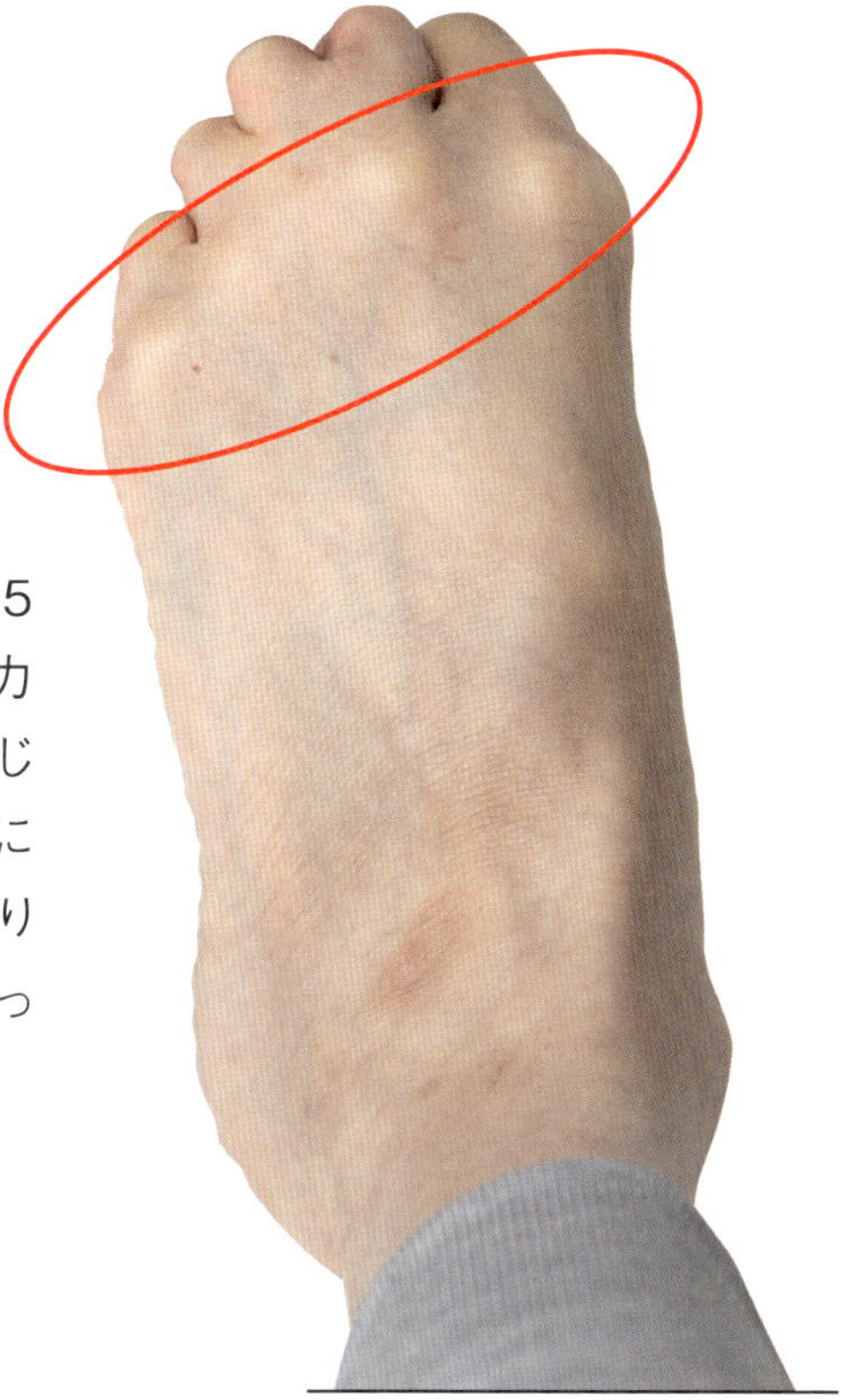

おしりを寄せたまま、5本の指、1本1本に力が入っているのを感じながら握る。どの指にも力が入ってしっかり握れたと思ったら、ゆっくり3つ数える。

裏側はこんな感じ

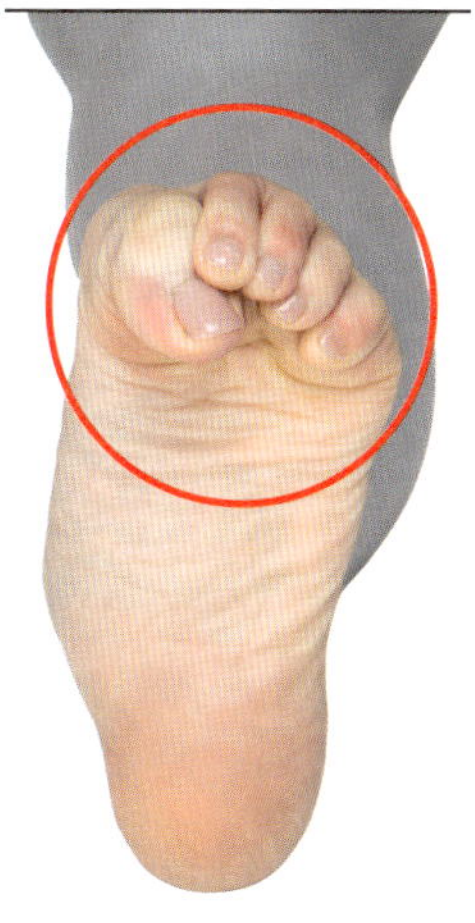

指が白くなるまで力を込める。足裏に目一杯シワを寄せる。

おしりを意識して体を動かす④

足の指を開く

1 ひざを伸ばして座る

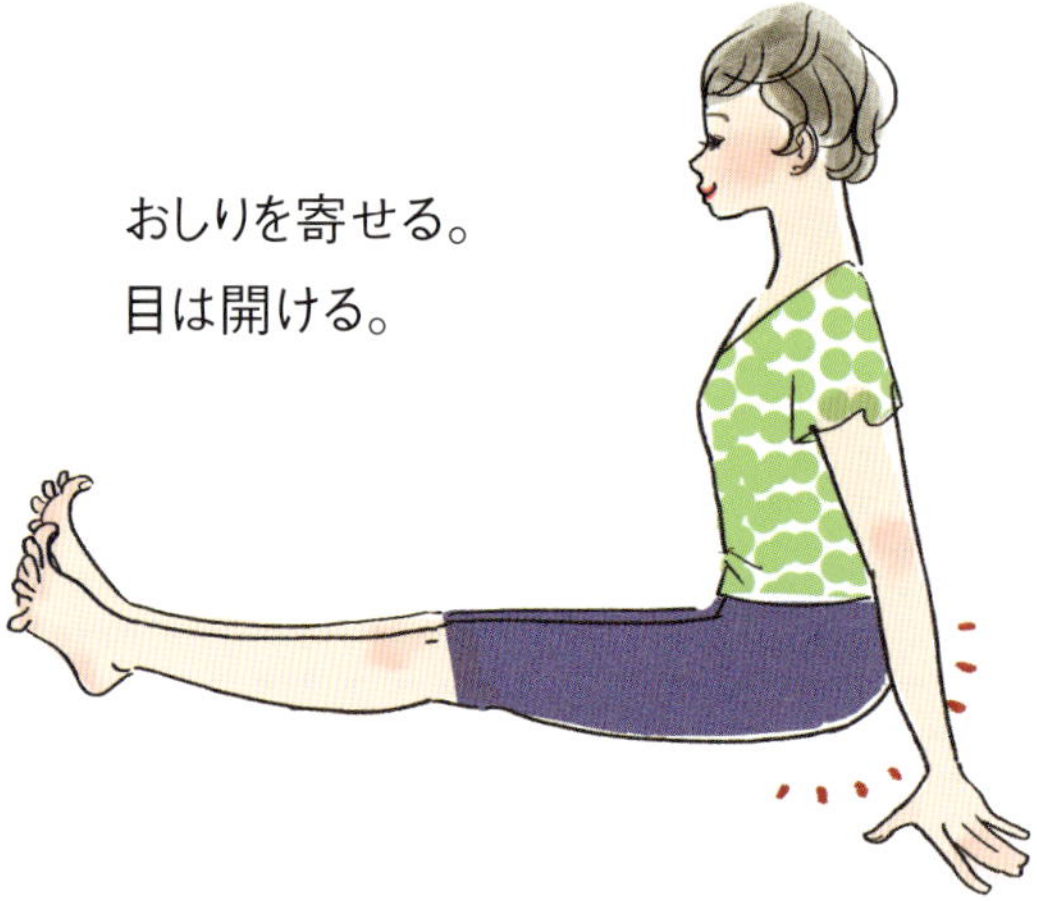

おしりを寄せて、足の指を開きます。全部の指の間にちゃんとすき間ができるように、1本1本を独立させてね。中指と薬指の間がくっついていない？　指がくっつくところは、その指が使えていないということです。**1本1本の指があなたの足を作っているの**よ。がんばって！

Q　どうしても薬指が言うことを聞かないときは？

A　薬指を手でよ〜く触ってみて。足の裏の、指のつけ根が盛り上がっているところから指先までを押したり、指先を引っ張ったり、前後に大きく動かしたりしてね。薬指と**脳がつながると、自然に動かせるようになります。**

2 指の間を思いきり開く

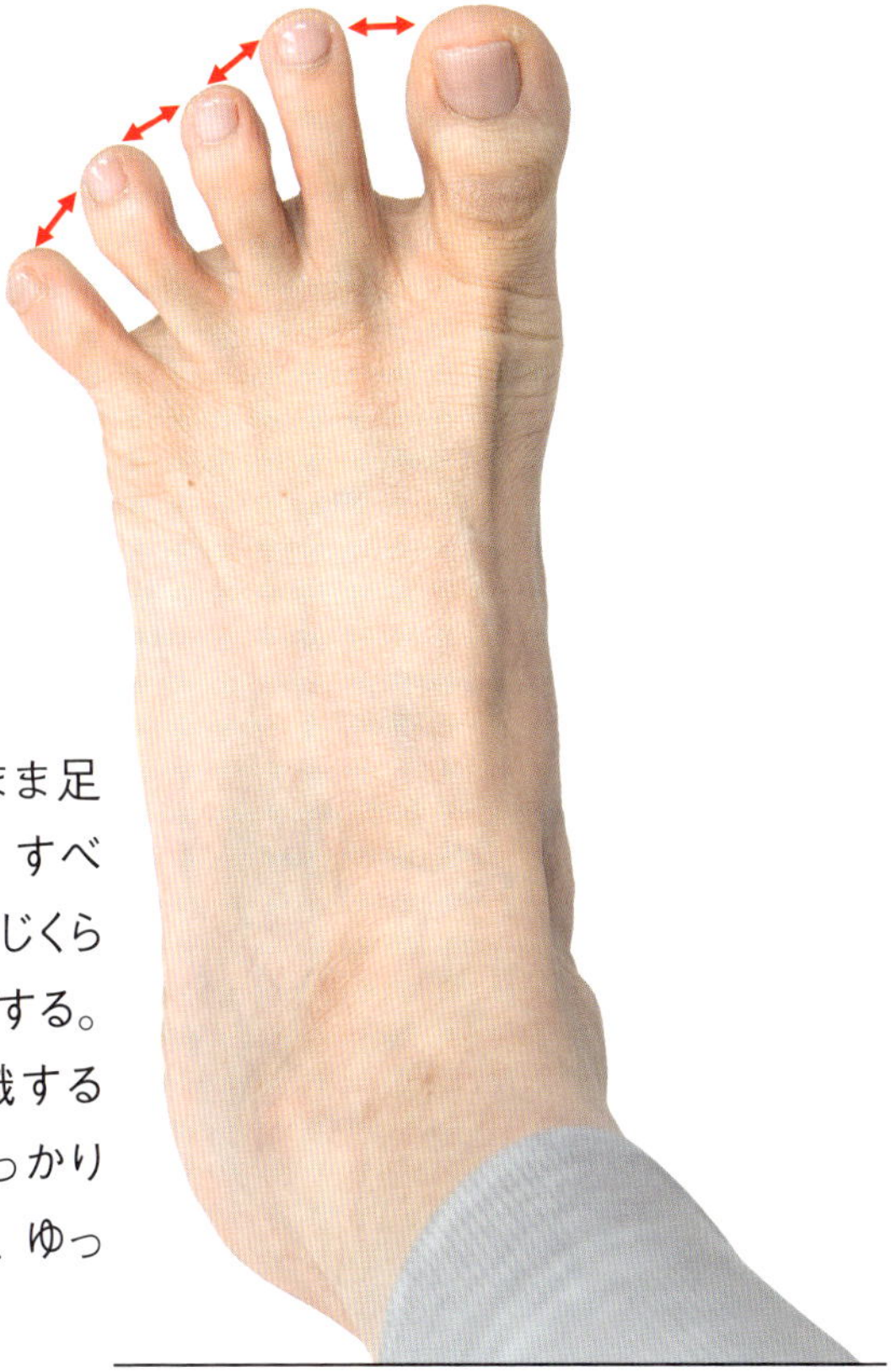

おしりを寄せたまま足首を折り曲げて、すべての指の間が同じくらい開くように意識する。開かなくても意識することが大事。しっかり開いたと思ったら、ゆっくり3つ数える。

裏側はこんな感じ

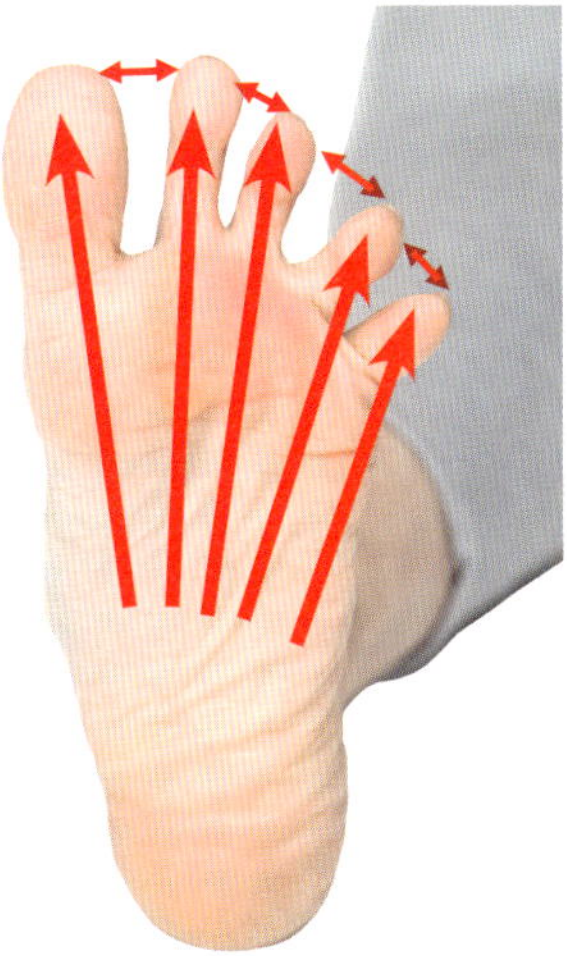

できていなくても、1本1本を独立させて、均等に開くことを意識して続ける。

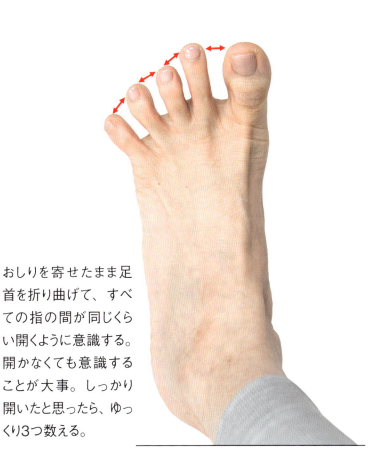

手と足を握り合う

手も大事、足も大事だから、お互いの感覚をよりはっきりさせるために、おしりを寄せて、握り合います。足の指のつけ根に手の指のつけ根を入れてね。痛くて**指が奥まで入らないのは足の指が弱っている**証拠。足の指が弱ると脚が弱って、ひざまで弱るよ。自分で自分をダメにしないでね。

Q **手の指が太くて足の指が痛いときは？**

A 指が太いせいにしないの。どんなに太い手の指でも、**足の指がパッと開けるようになればすっと入ります**よ。初めは指先しか入らなくてもいいから、痛くても毎日やってね。続けていくと力がついて、痛くなくなりますよ。

1 左脚を伸ばし、右足をももにのせる

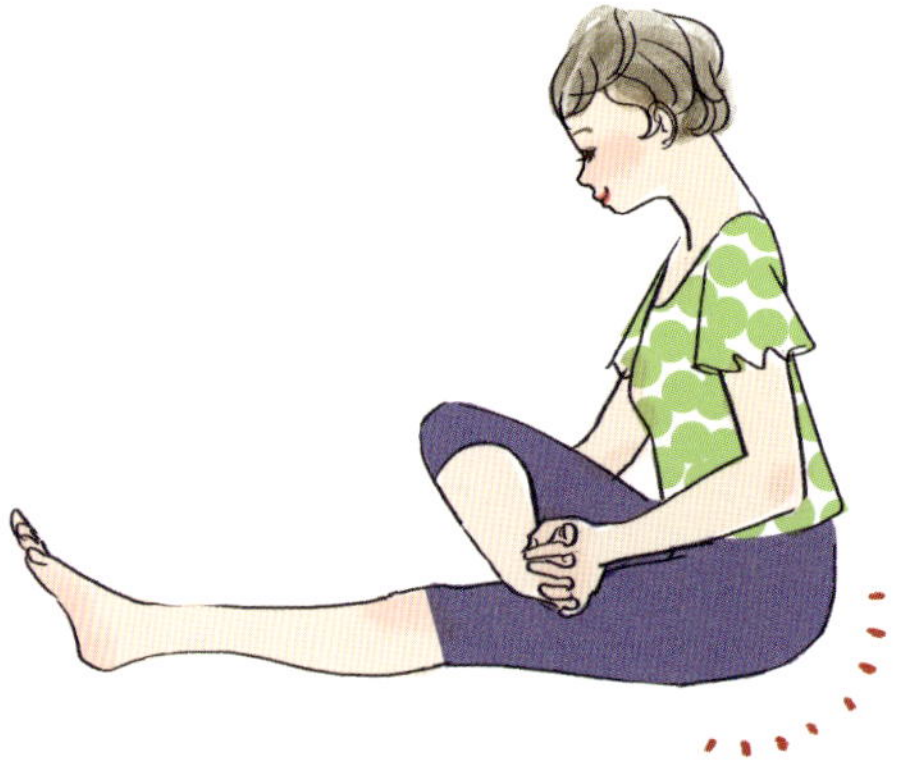

おしりを寄せて座る。股関節やひざが硬い、痛い場合は、ももに足がのらなくてもいいので、右足が目の前に来るように持ってくる。

2 足の指のつけ根に、手の指を入れていく

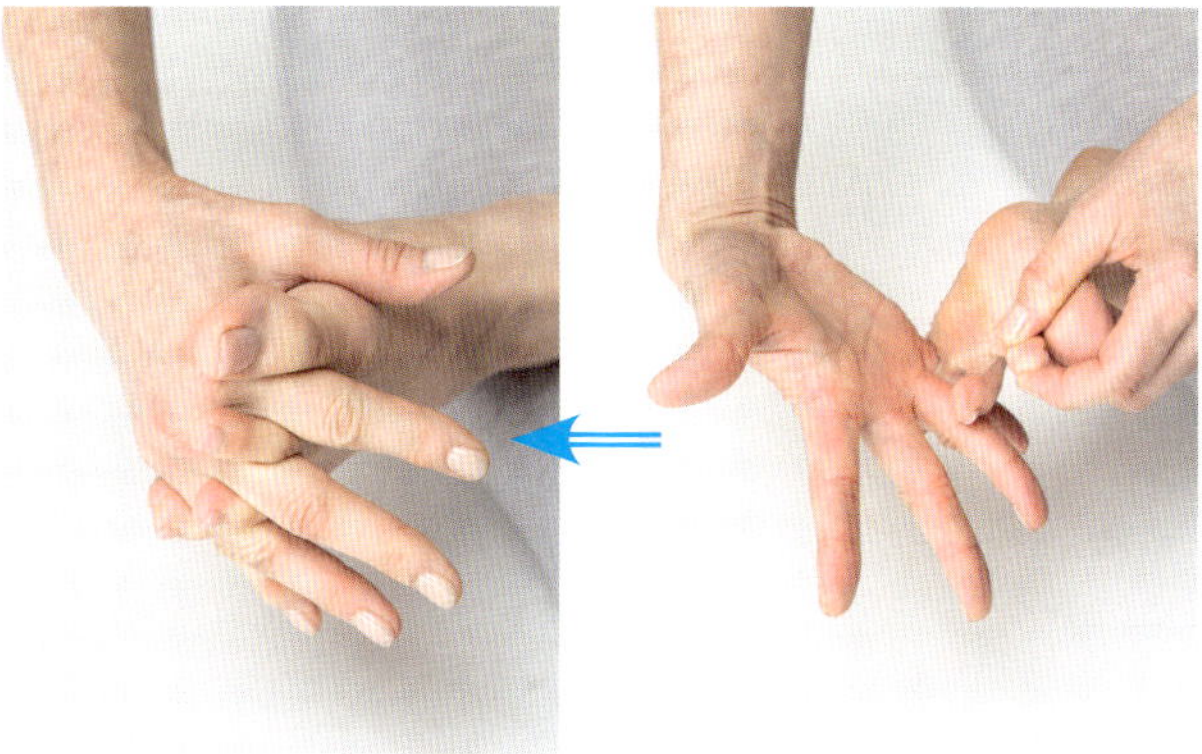

おしりを寄せたまま、小指から順に1本1本入れていく。手の指が抜けてきたら入れなおす。

3 手のひらと足の裏をぴったりつけて、指で握り合う

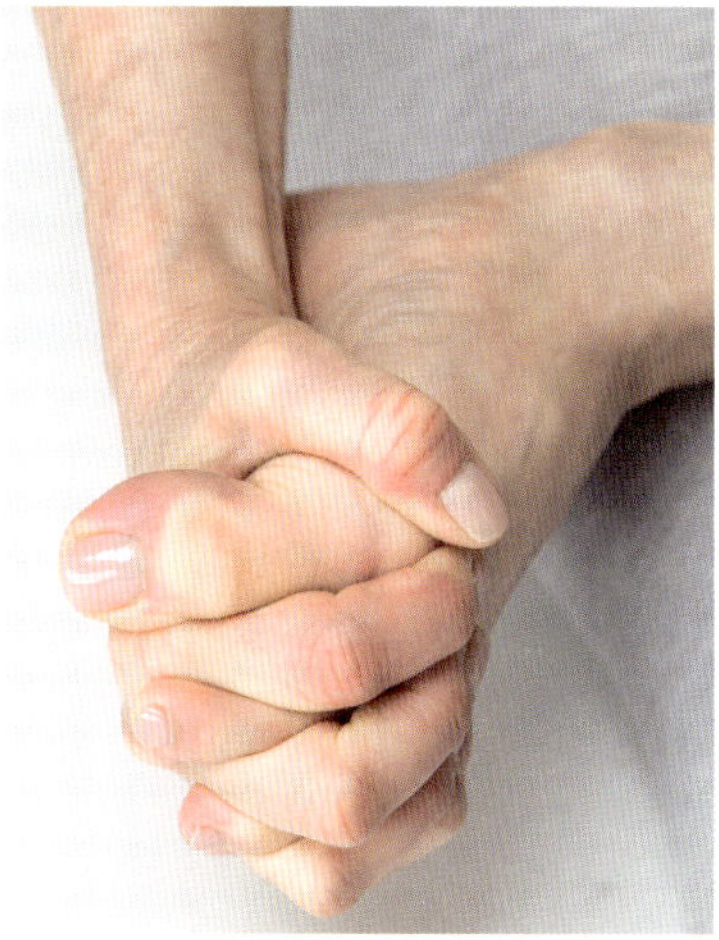

足の指に力を入れるのを忘れないように。足のどの指にも力が入っているかを握っていない手で触って確かめる。反対の手足も同様に。

おしりを意識して体を動かす⑥

足首まわし

1 手の指を、足の指のつけ根に入れる

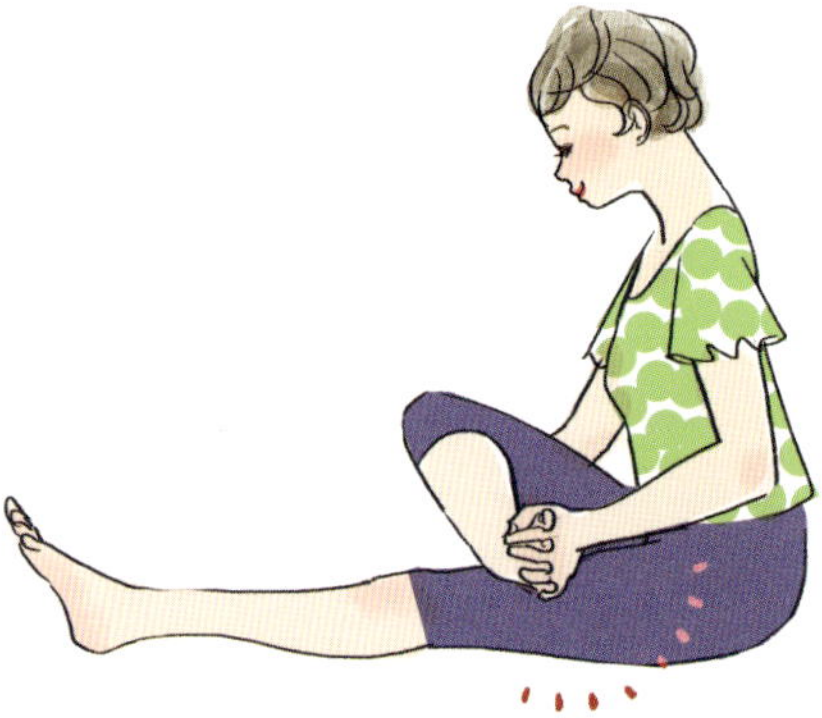

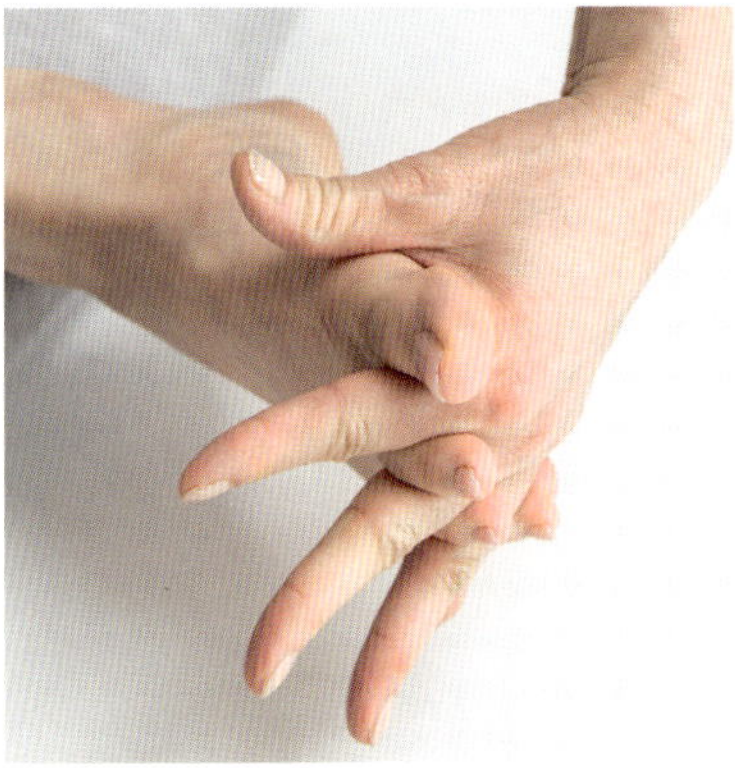

おしりを寄せる。手の指は力を抜く。

おしりを寄せて足首をまわすと、足首だけではなくて、**すね、ふくらはぎ、ひざ、ももはもちろん、腰も背中も、筋肉に力がつく**のよ。足首まわしをしている人の背中を触ると、背中の筋肉が動くのがわかりますよ。だから気がついたときにいつでもまわすの。これなら**ひざや腰の痛みもよくなる**わ。

Q **足首が動きません。手の力でまわしてもいい？**

A 動かなければ手で手伝っていいですよ。でも、脳で足首を動かすことが大事ですよ。カクカクしながらでも、少ししか動かなくてもいいから必ず**足首の力でまわそうとしてみてくださいね。**

2 足首の力でまわす。手はお手伝い

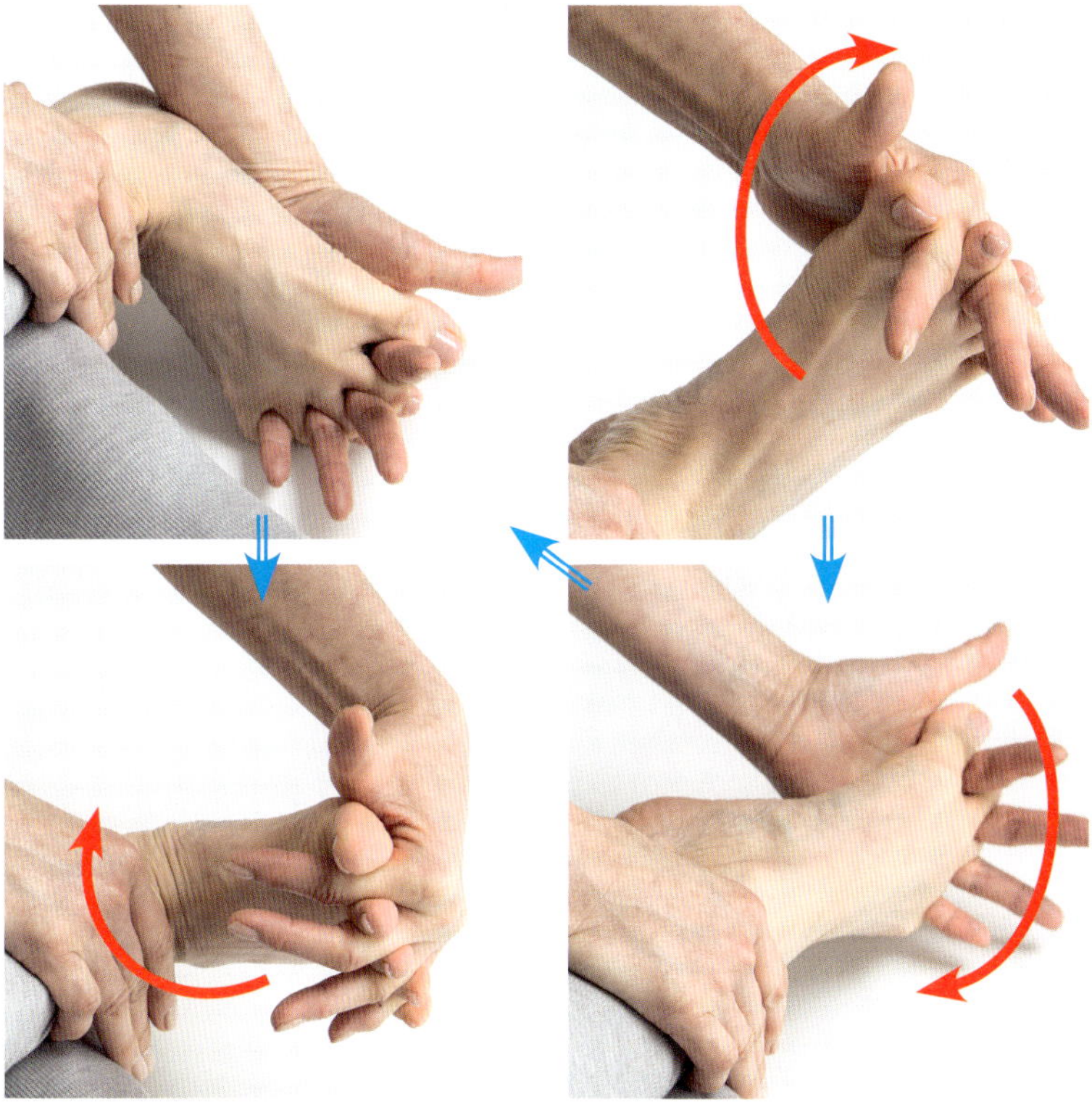

どの角度も、使っている筋肉を感じ取りながら、ゆっくりゆっくり大きくまわす。逆回転もやる。反対の足も同様に。

おへそを見る腹筋

1 あお向けに寝てひざを曲げる

両脚をそろえてひざをぎゅっと寄せる。おしりも寄せてお腹を引く。目は開ける。

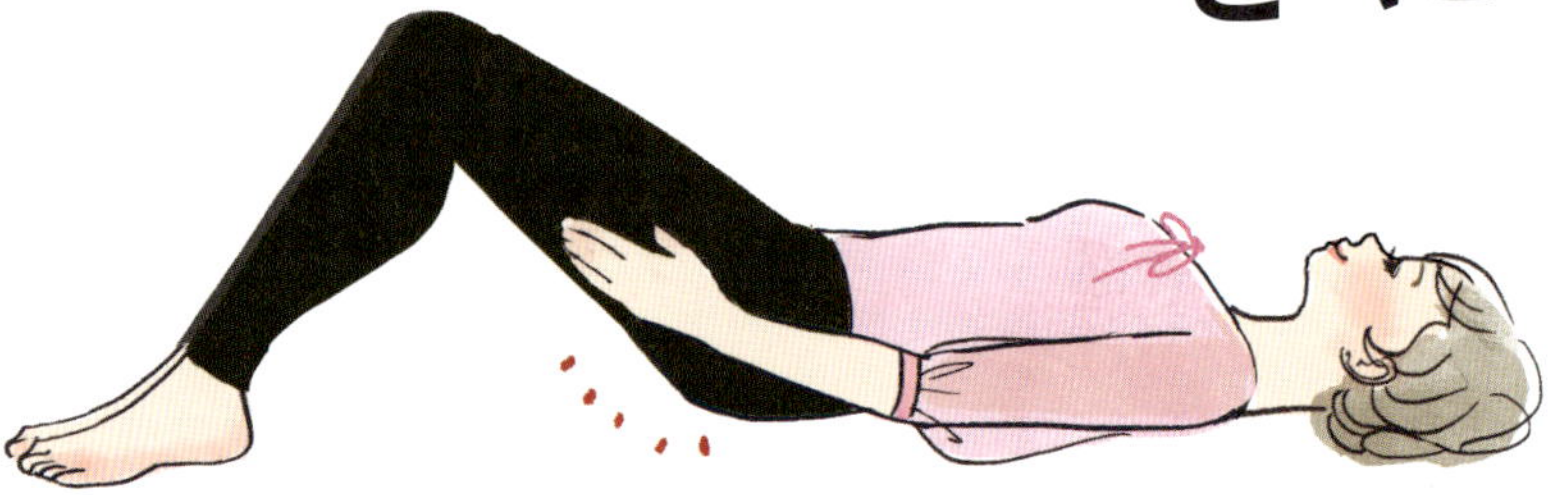

腰に負担をかけない、体力がない人でもできる腹筋です。簡単そうに見えるかもしれないけれど、ゆ～っくりやるのは重労働。ひざを寄せて、おしりも寄せてやるから、お腹とおしりの両方に力がつくわよ。**「お腹を使ってる」と感じることが大事**なの。素早くやったら意味がありませんよ。ゆっくりね。

Q

お腹を使っている感じがしないけど？

A

反動をつけていない？ **ゆっくり**5つ数えながら頭を起こす、下げるときも**ゆっくり**5つ数えてね。「おしりを寄せてお腹を引っ込める！」と意識して行うと、お腹が凹んでぷるぷる震えてくるはずですよ。

2 頭を起こしておへそを見る

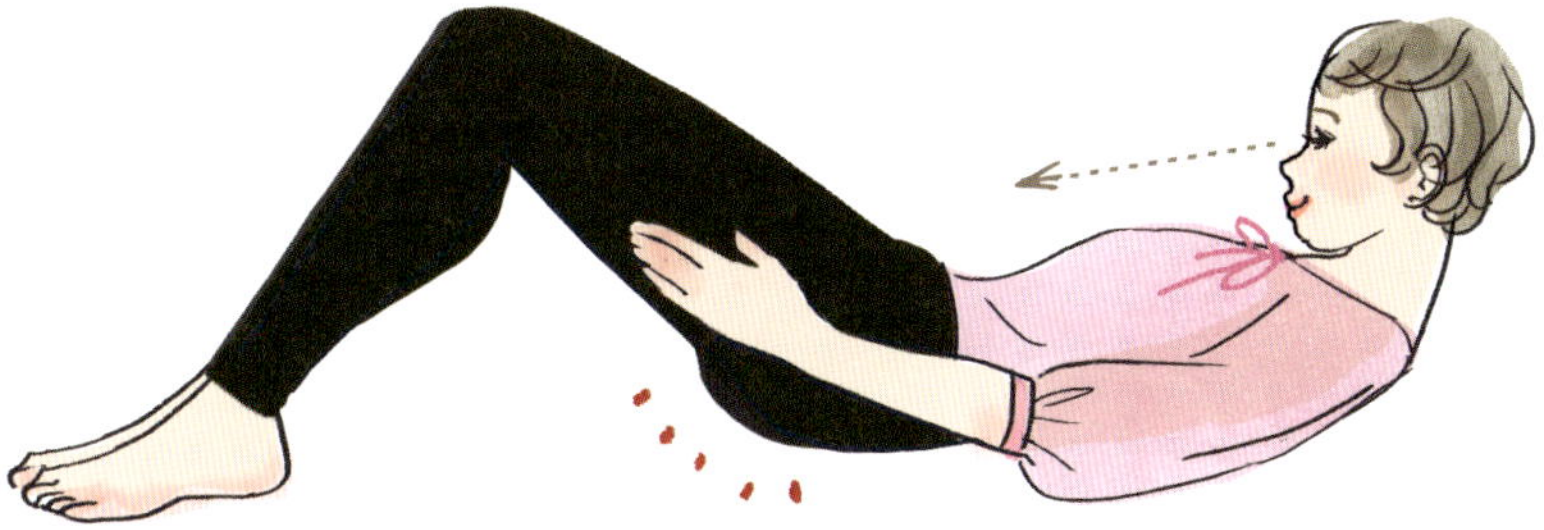

おしりを寄せてお腹を引いたまま、ゆっくり５つ数えながらおへそを見る。頭を下ろすときもゆっくり５つ数える。肩はラクにして、おしりとお腹の力で頭を上げる。目は開ける。

起き上がる腹筋

1 足の指を壁につけ、ひざを曲げてあお向けに寝る

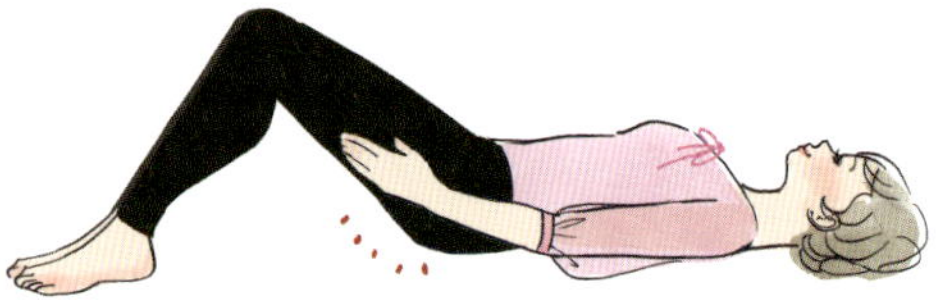

肩をラクにして、両ひざをぎゅっとつける。おしりを寄せてお腹を引く。目は開ける。

おへそを見る腹筋でおしりとお腹に力がついてきたら、ゆっくりと、上半身をすっかり起こしてみましょう。**お腹に自信がないうちは無理しない**でね。手伝ってくれる人がいるときは、壁は使わず、足の甲を上から押さえてもらうといいですよ。

Q **おへそを見る腹筋だけでもいい？**

A おへそを見るだけでも十分です。でも、お腹に自信がついてくると、きっと挑戦してみたくなるはず。すっかり起き上がれば、お腹には、さらに力がつきます。ただし、**おへそから目を離すと腰を傷めてしまう**こともあるので、絶対に無理をしないでくださいね。

2 足の指で壁を押しながら頭を起こしていく

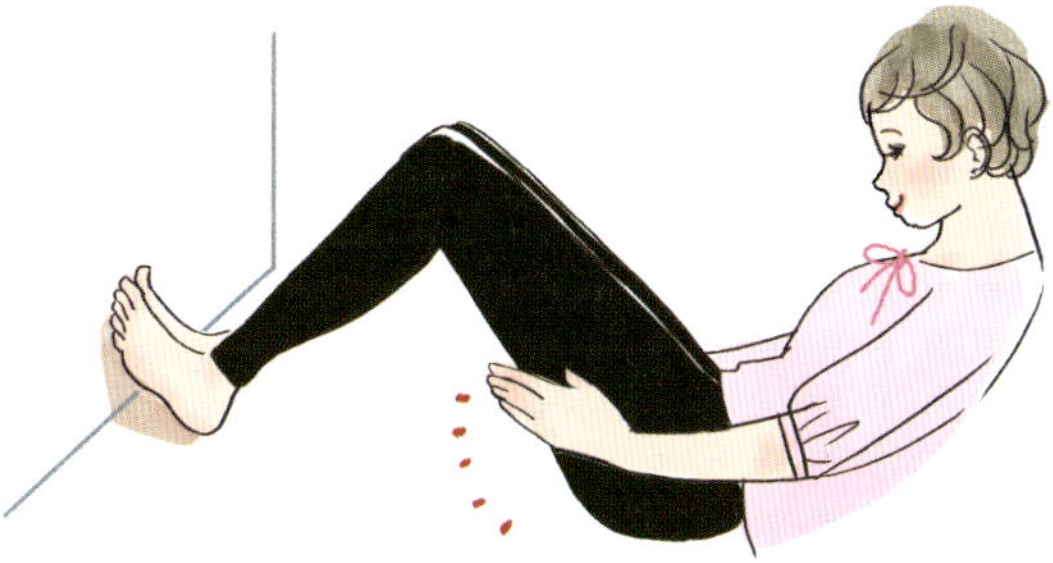

壁の力を借り、おしりを寄せてお腹の力でゆっくり5秒くらいかけて起き上がる。おへそから目を離さない。勢いはつけない。肩や首に力が入らないようにする。

3 完全に起き上がる

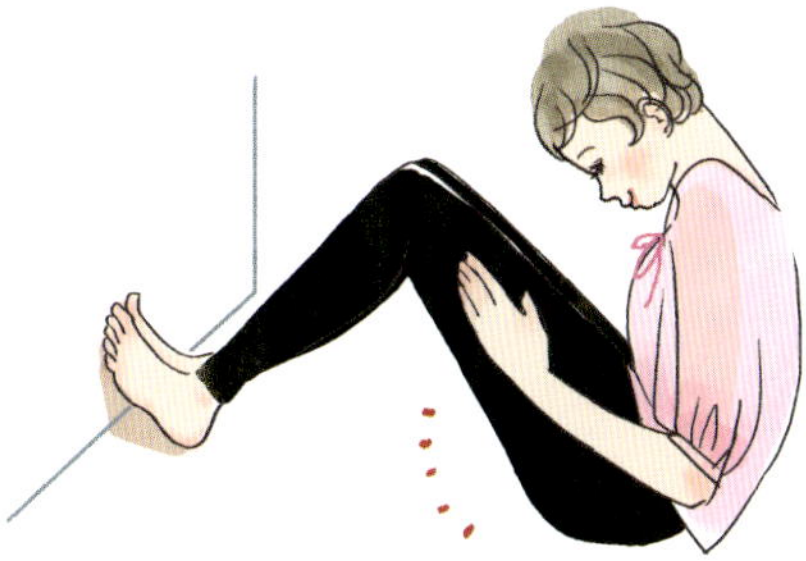

1に戻るときもおしりを寄せて、お腹を引いたままゆっくり5秒くらいかけて戻る。おへそから目を離さない。これをくり返す。

おしりを意識して体を動かす⑨

腕まわし

1 お腹を引いて立つ

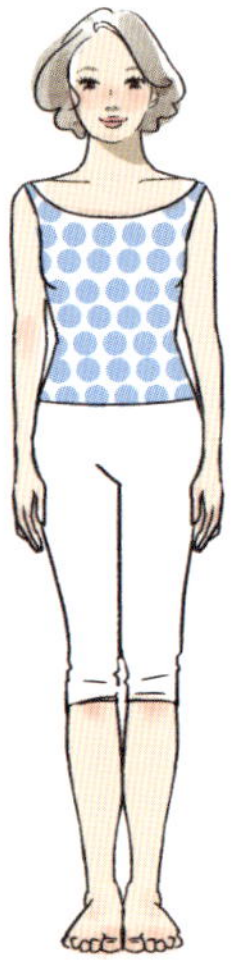

おしりを寄せて、足の裏全体と指でふんばり、ひざは伸ばす。

2 腕を前に上げていく

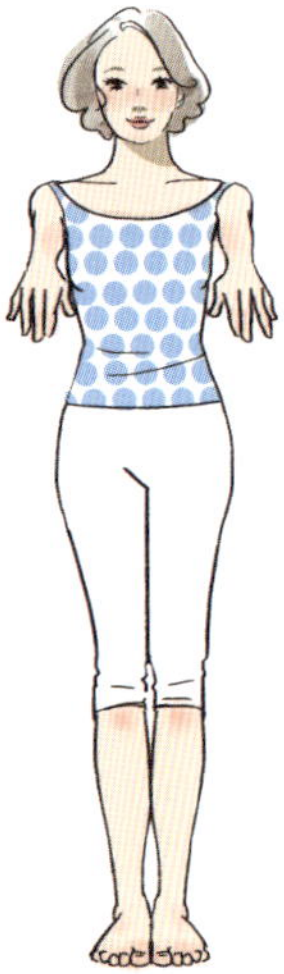

おしりを寄せたまま、ひじを伸ばして、手の指先も伸ばす。

この腕まわしは簡単そうに見えて、頭の中は目まぐるしいですよ。足の指、ひざ、もも、おしり、お腹に意識を向けて立ったところに、ひじ、手の指、体の横側、背中……と、**次々に意識する場所が出てくるので、脳が大忙しになります。**20秒くらいかけて、ひとつひとつの場所に意識を向けて行います。自分の体に意識を集中して、ここは伸ばす、ここは寄せる、ここは引く……と、脳をフル回転させてくださいね。**おしりはずっと寄せたままよ。**

Q 毎日これだけやればいい？

A 完ぺきにできればいいですよ。でもまぁ、初めてだと100年早いわね（笑）。

3 腕を真上にする

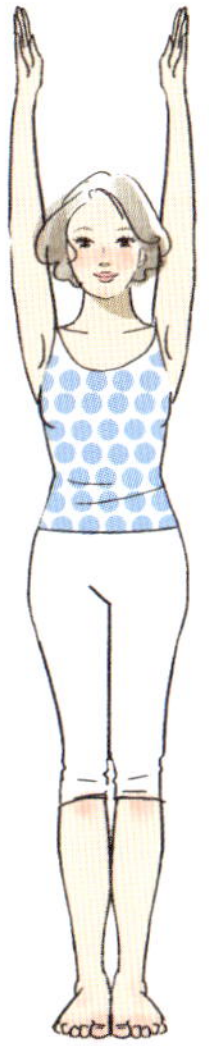

わきの下から腰まで伸びるのを感じる。ひざが曲がらないよう注意。

4 斜めうしろへ

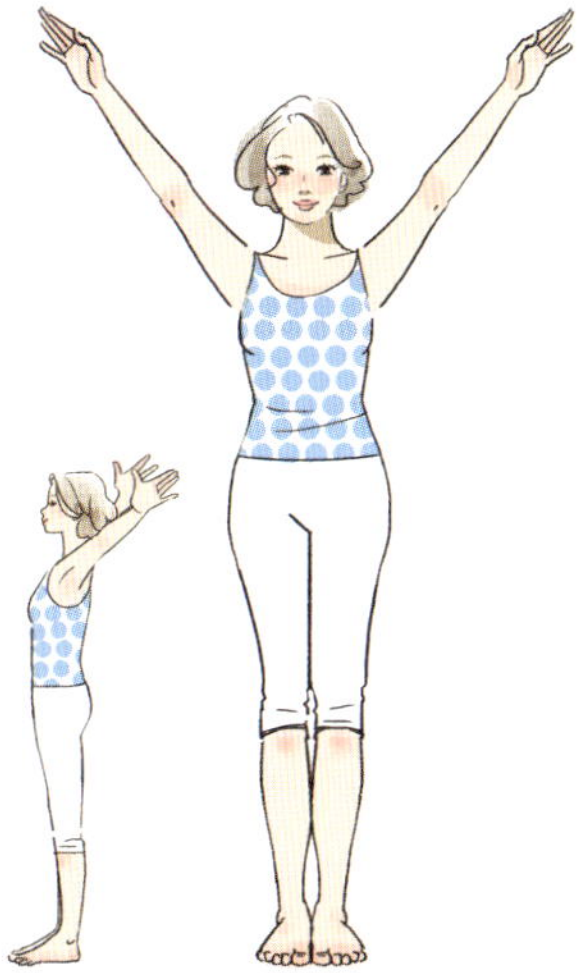

横はこんな感じ

おしりを寄せて、背中が動くのを感じる。

5 さらに後ろに引く

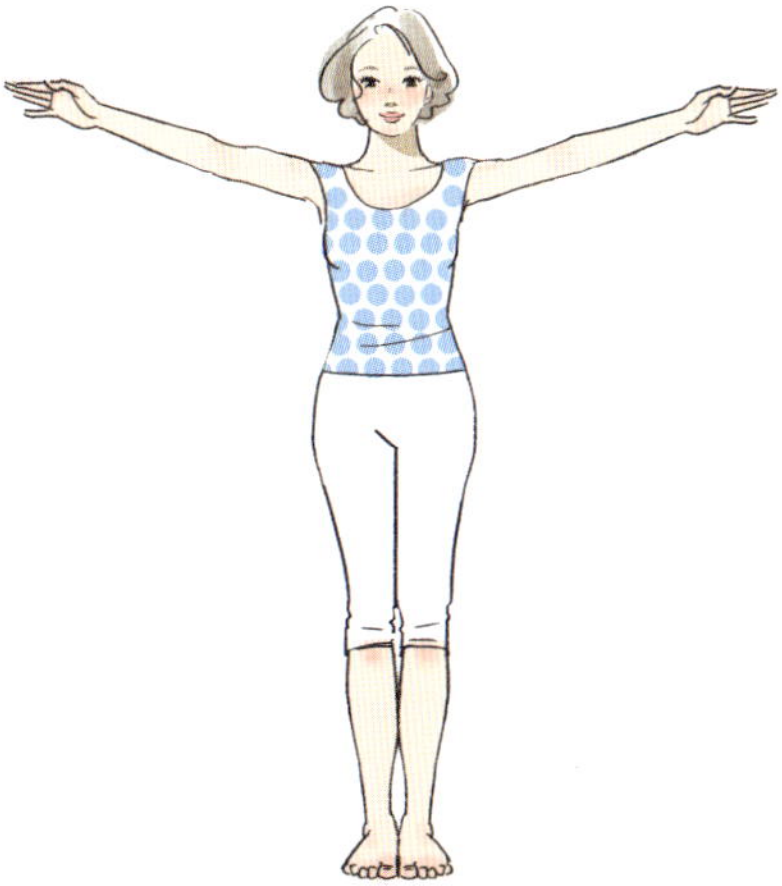

手ができるだけ遠いところを通るようにひじを伸ばす。

6 下に戻す

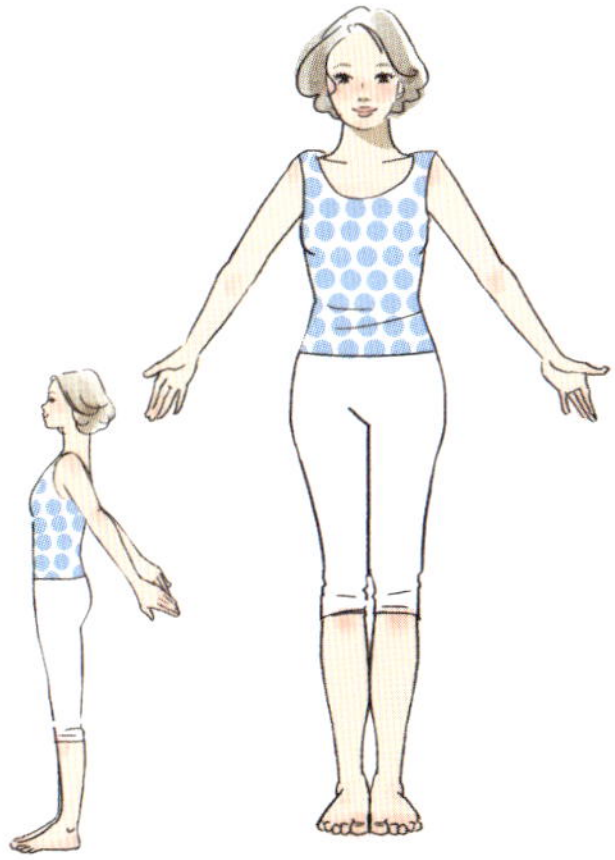

横はこんな感じ

おしりを寄せて、ひじは伸ばしたまま。ここまで 20 秒かけてゆ〜っくりまわす。

コラム

骨は死ぬまで生まれ変われるよ

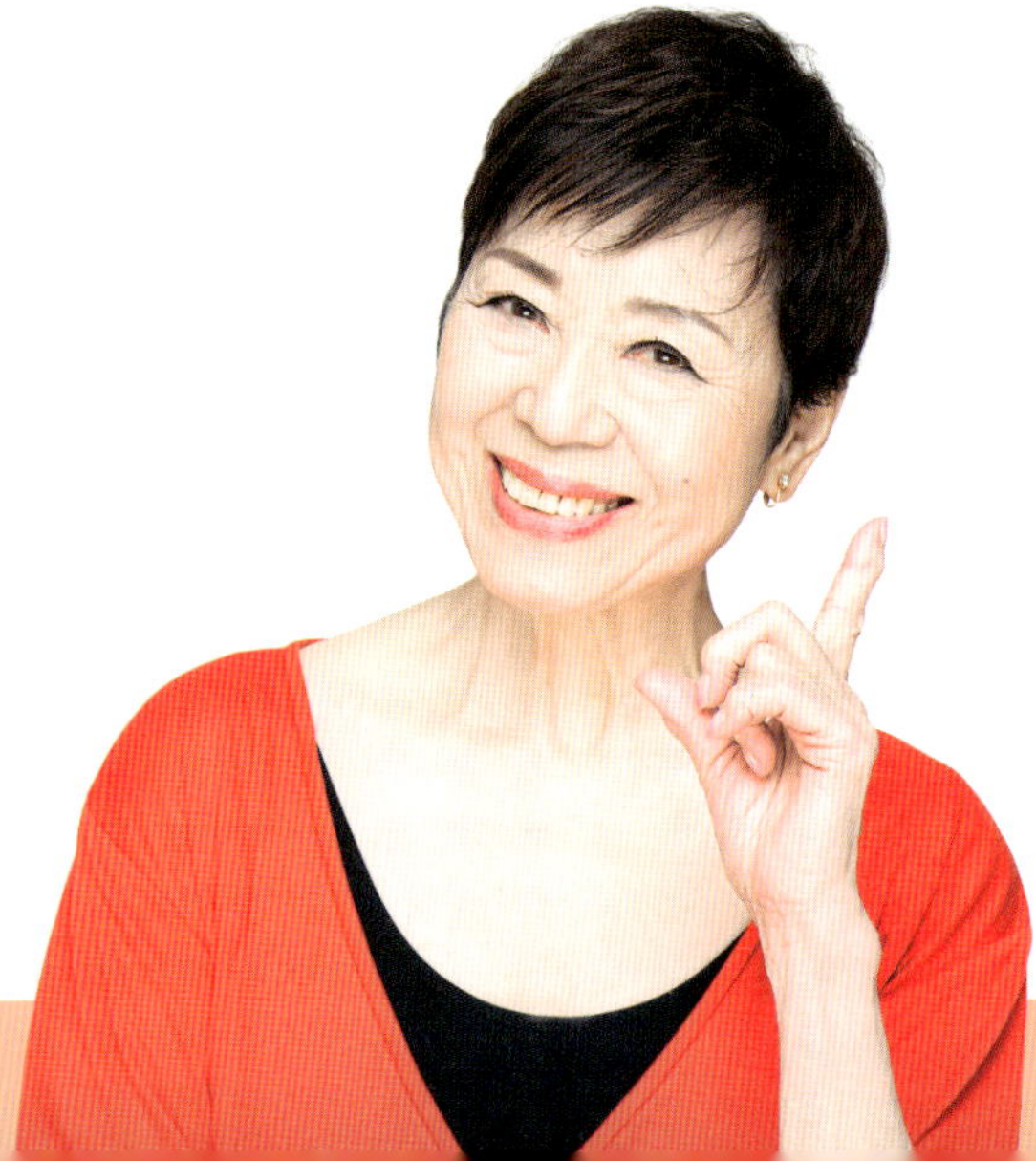

今のあなたは、3年前とは違う細胞でできている

皮膚が新陳代謝をしていることは知っていますよね？　だから、ちょっとした傷などは日が経てばすっかり消えてしまいます。皮膚の細胞と同じように筋肉も、また骨も、日々新しい細胞に生まれ変わっています。ですから3年もすると体の大部分の細胞はすっかり入れ替わっているのです。これは年齢に関係なく誰の体でも行われています。

骨も筋肉と同じように、いくつになっても自分自身で育てられるということを知ってくださいね。

大腿骨骨折から寝たきりになる理由

年をとって大腿骨を骨折すると、多くの場合は手術が必要になり、入院することになります。術後にベッドに横になっている日が続くと筋肉は相当に弱ります。

骨は筋肉を動かす刺激によって生まれ変わることができるのです。筋肉が弱れば当然、骨だって弱ります。痛くてもリハビリを地道に続けなければ筋肉も骨も回復していきません。骨折して入院すると、せん妄《もう》という意識障害も起きやすくなります。そうして体も脳も弱れば、寝たきりになってしまうこともあるのです

骨粗しょう症にはカルシウム？

私たちの体は200を超える大小の骨でできています。骨と骨のつなぎ目である関節は強靭な腱《けん》でつながれ、腱につながって筋肉がありま す。もし、**腱と筋肉がなければ、骨はバラバラに崩れてしまいます。**筋肉は骨にとって絶対不可欠な存在なのです。

筋肉は骨をつないでいるだけではありません。**筋肉を動かすと骨に刺激が伝わり、その刺激で骨が育ちます。**「骨粗しょう症にはカルシウム！」と思っている方が多いと思います。カルシウムは骨の材料のひとつではありますが、カルシウムをとるだけでは骨は丈夫にならないということを知っていましたか？　骨は筋肉を動かさないと育たないのです。

おしりに筋肉があれば、骨盤はゆがまない

骨盤がゆがむと姿勢がくずれたり、太ったり、ひどい場合は立つことも歩くこともできなくなってしまいます。その大事な**骨盤をきちんとした形で支えているのは、おしり**なのです。

以前、出産で骨盤がゆるんで歩けなくなった人が、ご主人にかかえられて訪ねて来られました。骨盤のなかの恥骨《ちこつ》がほんの少しゆるんだだけで、立つことも寝返りを打つこともできなくなっていたのです。でも、足の指から動かし始めて、足首をまわして、おしりを寄せて、筋肉を適切に育てると、3カ月くらいで治ったのです。「一生このままかと思ったけど、先生、本当にありがとう」と彼女。おしりの大事さを勉強させてもらったエピソードです。

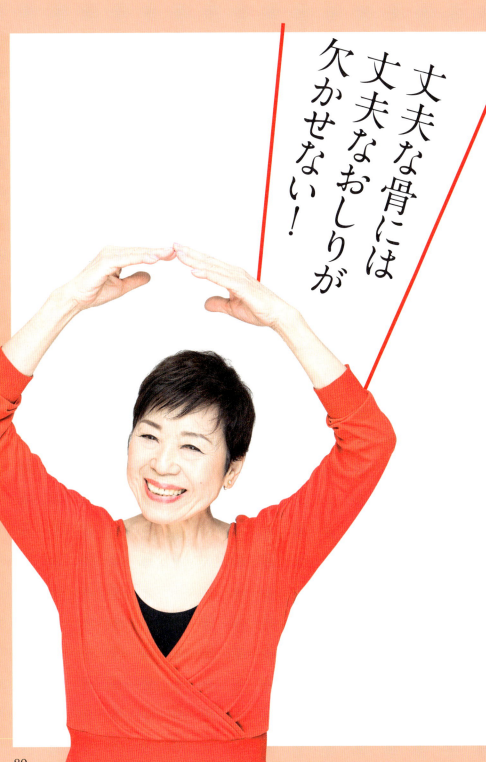

丈夫な骨には丈夫なおしりが欠かせない！

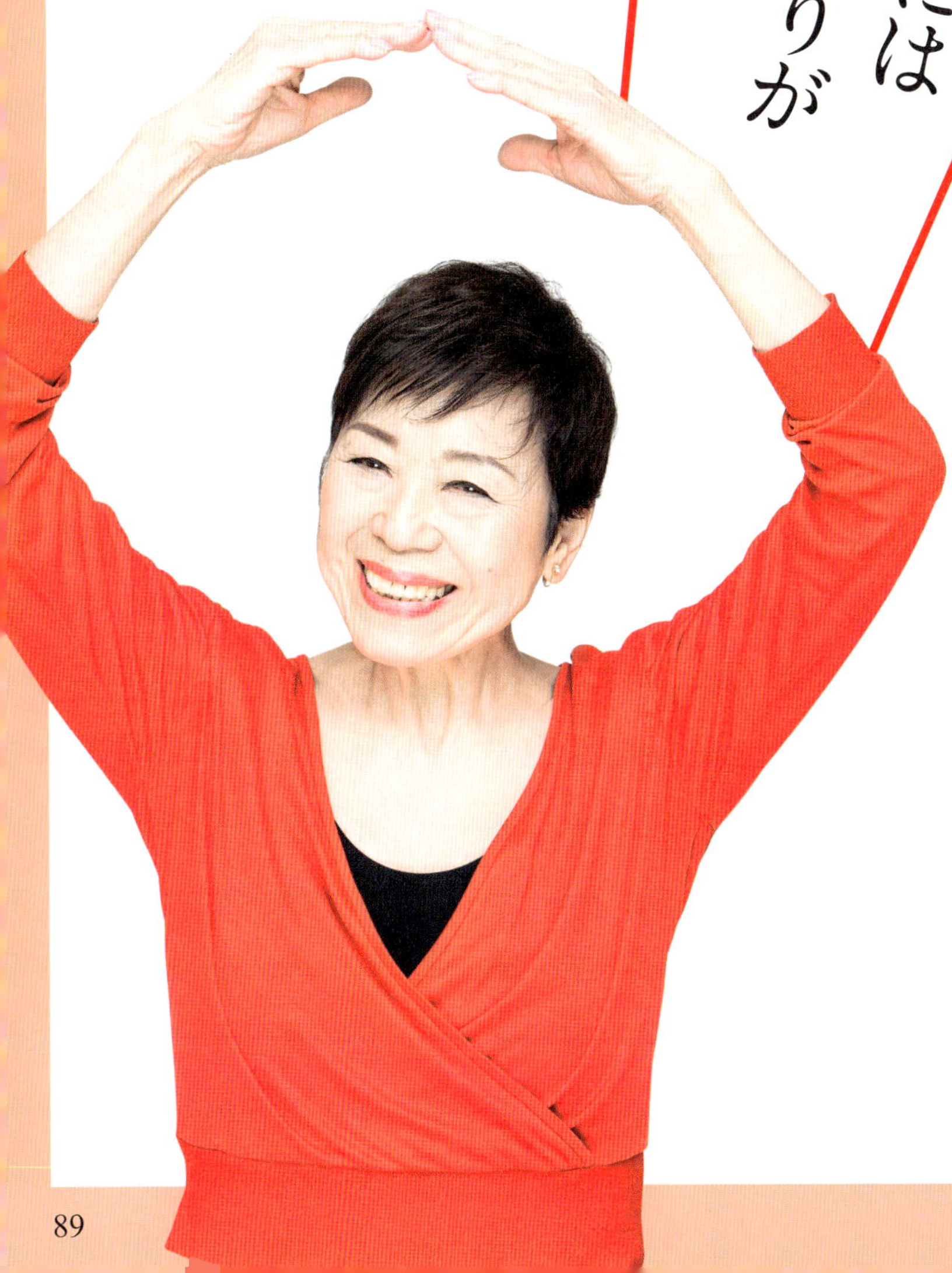

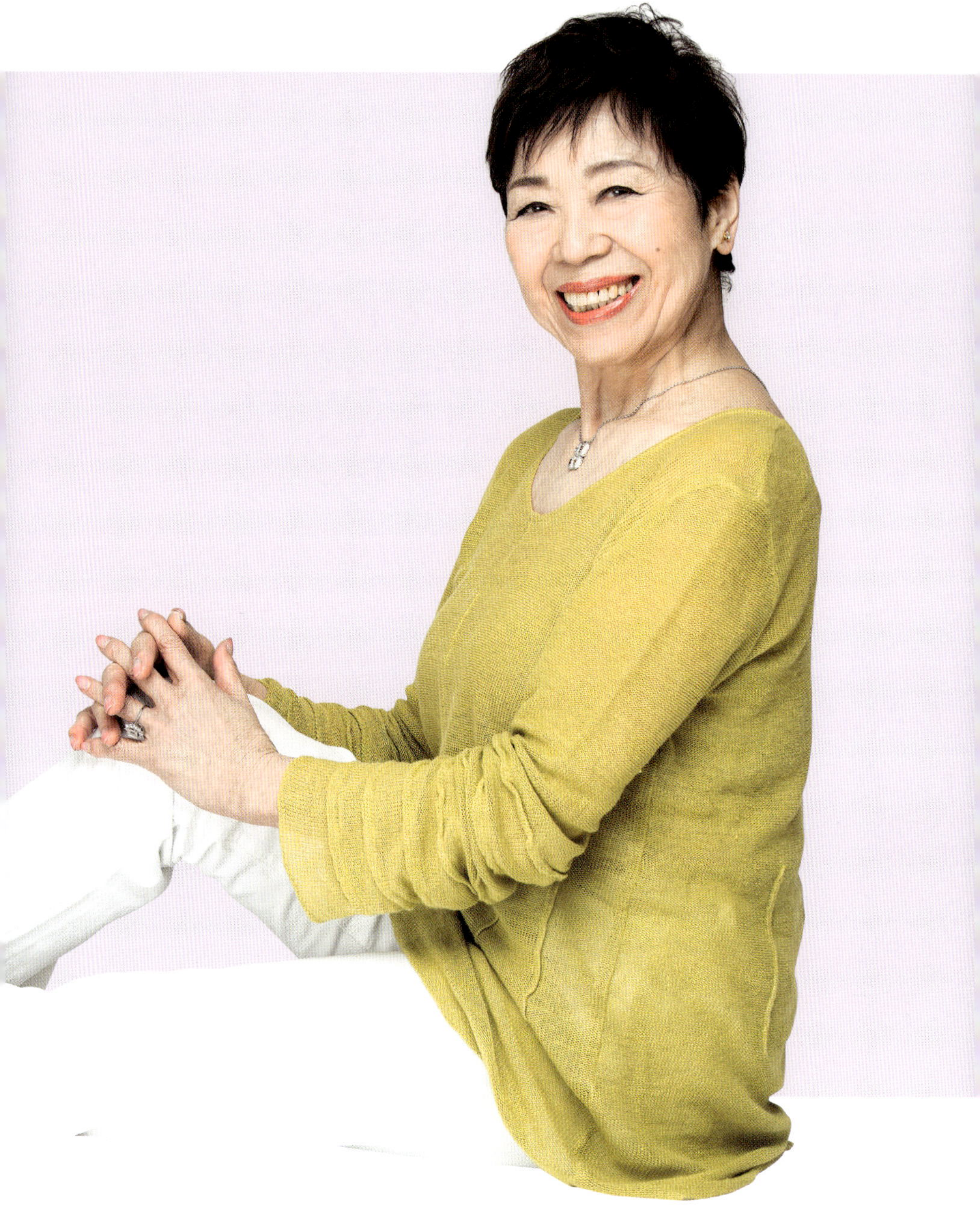

これだけでもずいぶん違いますよ!

日常生活のきくち体操

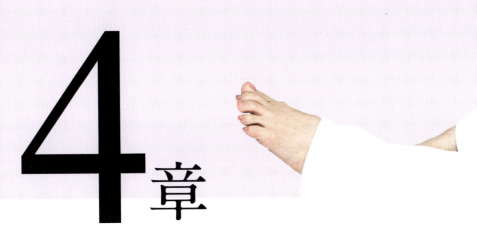

4章

おしりがきれいな人は、体全体が若々しいし、しゃんしゃんとしてるの。おしりとお腹はきょうだいだから、おしりが上がっていて、お腹はデロンということはありません。普段から意識していれば、全然違いますよ。

おしりとお腹はきょうだい

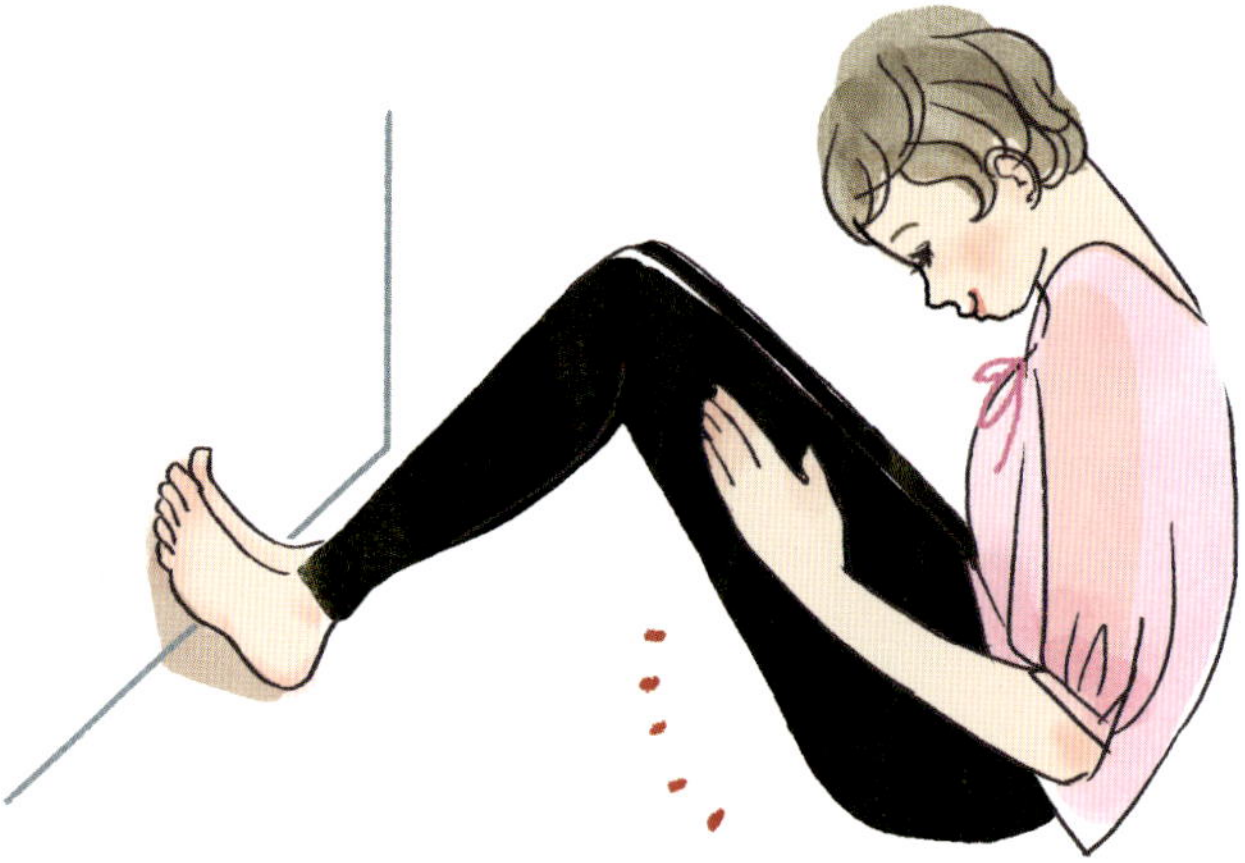

おしりが上がっていると、お腹は自然と凹みます。

いつでもどこでもできるきくち体操を紹介します。立って歯磨きをするとき、キッチンで料理をしたり洗い物をするとき、買い物に行ってスーパーの中を歩きまわるとき、遊びに行ったり、用事を済ませに行くとき。**わざわざ着替えなくても、いつでも体に意識を向けていれば、それがきくち体操**になります。

これは私がふだんの生活でやっていることばかり。これだけでもしっかり行うと、おしりもお腹も、ずいぶん違いますよ。

背骨を前と後ろから支えているのは、おしりとお腹のきょうだい

日常生活のなかでも、「おしりを寄せる」ことと「お腹を引く」ことが大事です。私はいつも「おしりとお腹はきょうだいよ！」と言っています。お腹とおしりは、**胴体を前と後ろからぎゅっとはさんで、背骨をまっすぐに支えているためです**。前と後ろで筋肉ががんばっているから2本の足で立てるのですよ。

おしりが寄せられるようになるとわかりますが、**おしりに力を入れると、腹筋も後ろ側に引っ張られて、お腹が凹みます。**

ですから、お腹とおしりは本当に大事。私はいつでも「腹筋はあの世に行ってもやってね！」と檄《げき》を飛ばしています。もちろんおしりは寄せてね。

お腹を引く感覚がわかりますか？

「お腹を引く」というのはわかりやすく言うとお腹を引っ込めるということです。ただし、息を止めて引っ込めるのではなくて、**お腹にぎゅっと力を込めて引っ込めます。**

このとき大切なことは、お腹を凹ますようにして力を入れること。おしりと一緒に背骨をぎゅっとはさむのが腹筋の役目ですから、後ろに強く引っ込めるように筋肉を使います。だから「お腹を引く」と言うのです。

いつでもお腹を引いておしりを寄せていれば、**体は動かしやすくなるし、肩や腰、ひざの痛みも消えていきますよ。**

腰痛や尿トラブルにいい きくち座り

ここがポイント

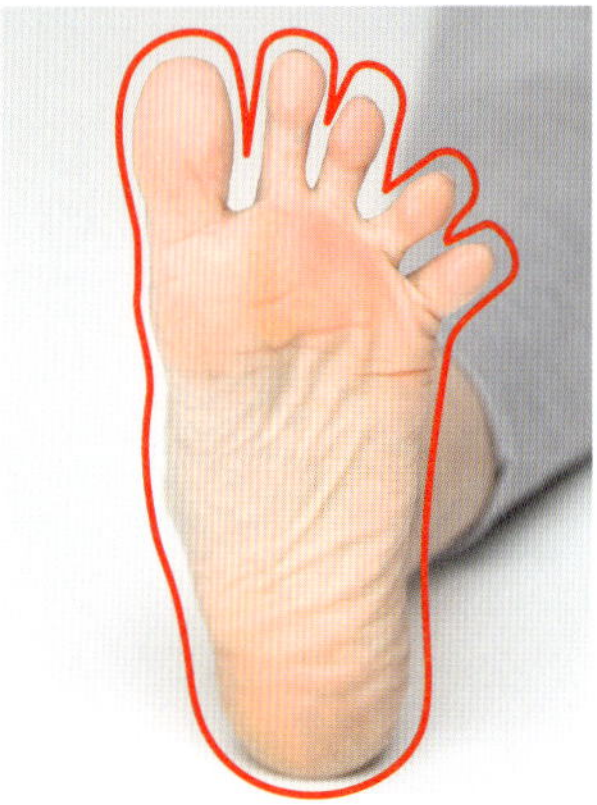

指だけ、かかとだけじゃなくて、足の裏をピターッと床につける。これでももの前側が緊張して、横に広がっていたおしりが真ん中に寄る。

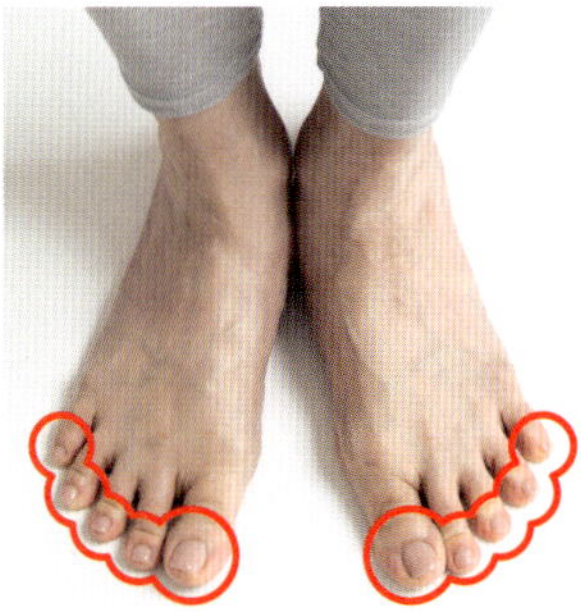

足がすべりそうになったら、足の指に力を込めてふんばる。上半身を少し前に傾けると、足の指でふんばりやすくなる。

椅子に座るときでも、おしりから意識を離さないで寄せていると、いいことがたくさんありますよ。浅く腰かけて座り、足の裏全体でふんばって、ひざをくっつけます。ももに力を入れておしりを寄せると、**お腹が凹んで背中もまっすぐ**になります。ひざをくっつけるとももの内側が育つし、足裏でふんばればももの前側にも力がつきますよ。**腰に負担がかからないから、腰痛にもいい**ですよ。

Q この通りにすると、座高が高くなるんですが？

A それでいいんですよ！　おしりが寄ると、おしりの厚みが増すし、背すじが伸びるから**目線が高くなる**のよ。

浅く腰かけて、足の裏全体でふんばる。両ひざをつけてももの力でおしりを寄せる

座るときは必ずひざをくっつける。ももの内側に力がついて脚がまっすぐになり、尿トラブルにも効果あり。

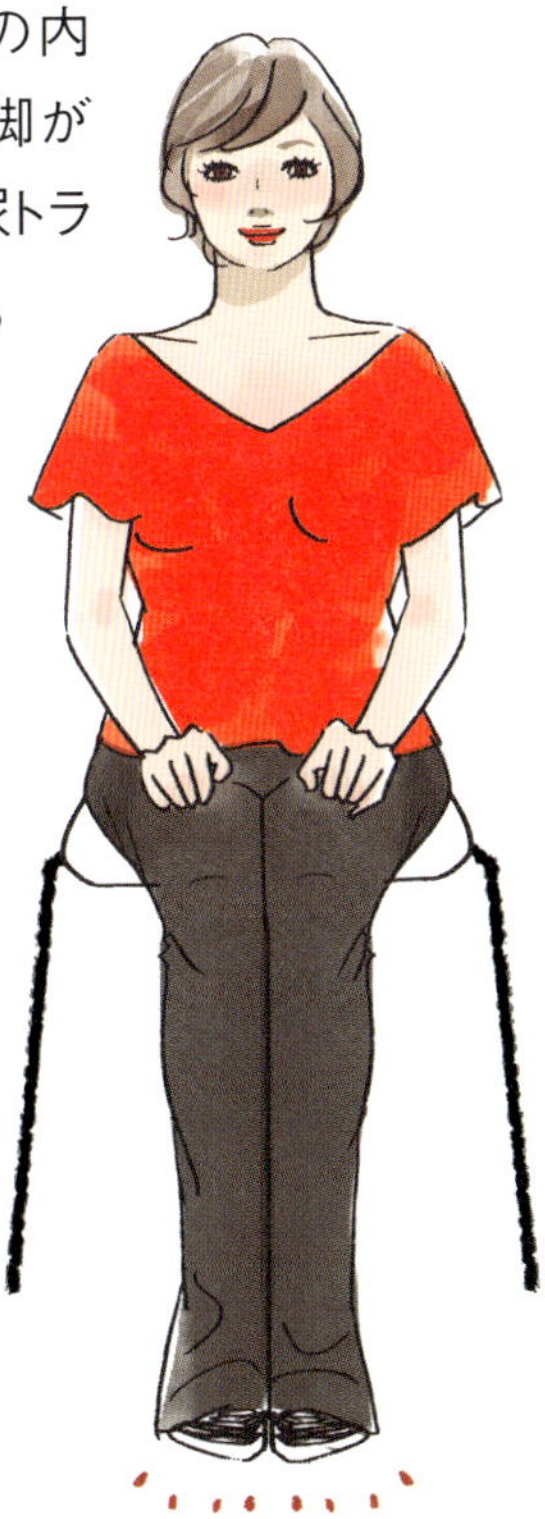

横から見るとこんな感じ

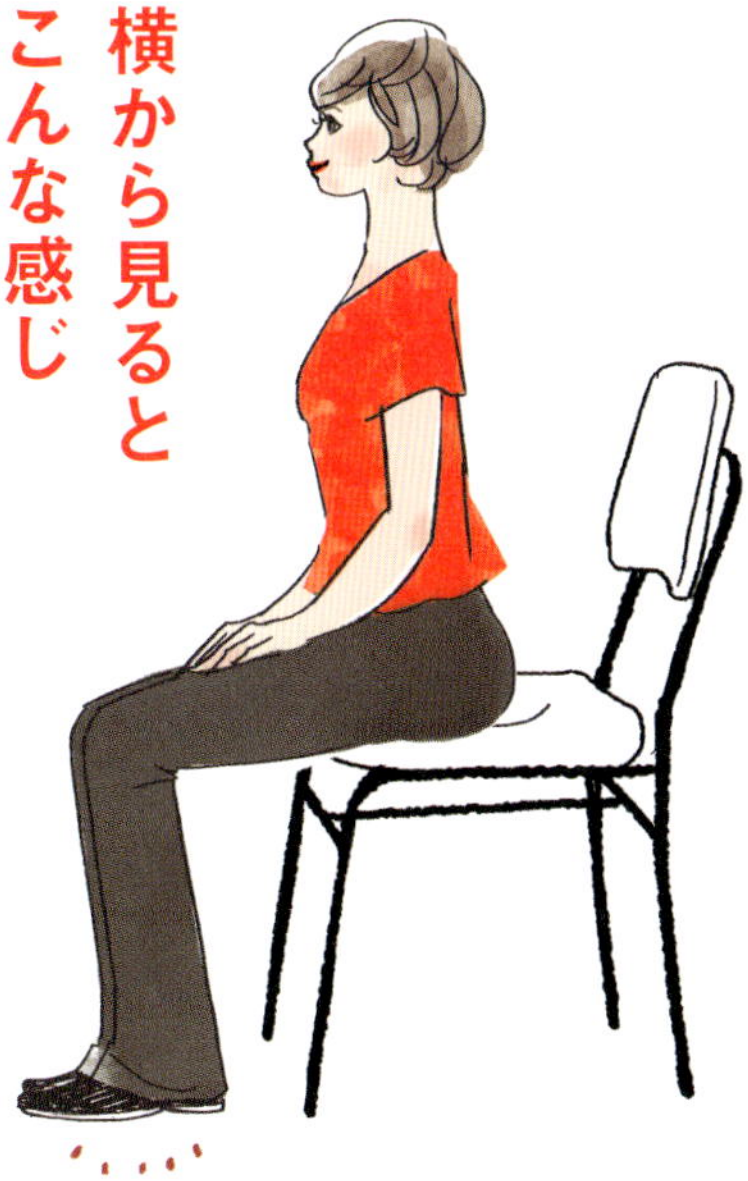

ももが緊張しておしりの横の肉が真ん中に寄り、お腹が凹んで背すじが伸びる。

スタイルがよくなる**きくち立ち**

ここがポイント

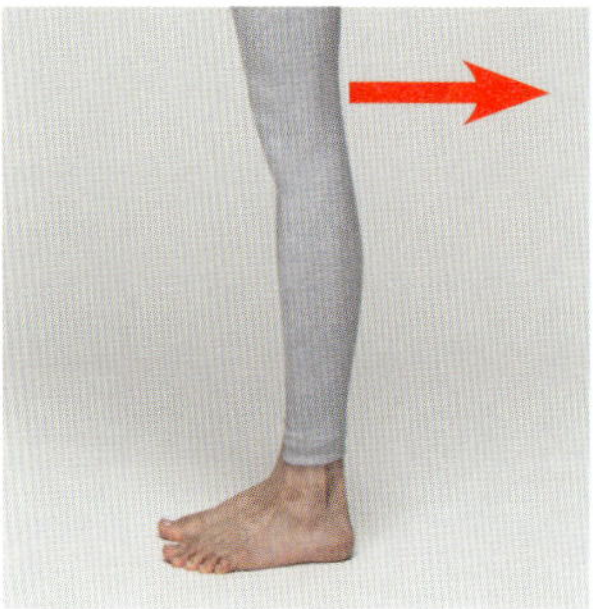

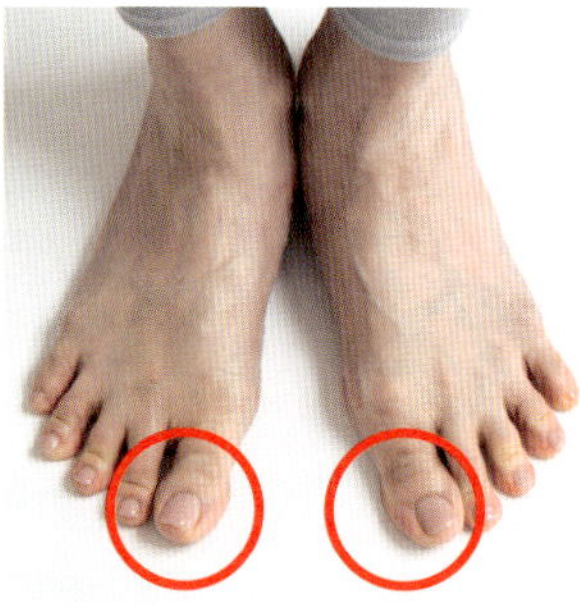

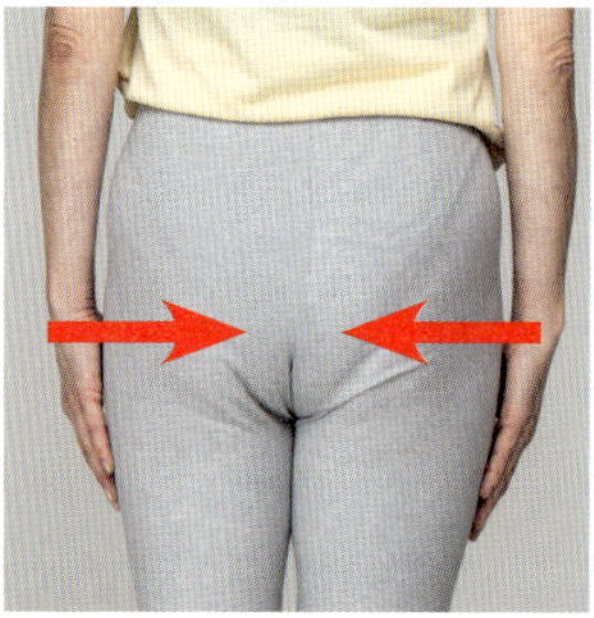

親指にぎゅ〜っと力を入れる。ひざを後ろに押すようにして伸ばす。おしりのほっぺたを真ん中に集める。おしりを寄せるとお腹が勝手に凹む。

体に負担をかけず、すべての筋肉を生かす立ち方です。足の親指、ひざ、おしりと、足先から順に上に向かって筋肉を使うとおしりに力が入りますよ。おしりが上がるだけでなく、**体に無駄な力が入らないので脚もほっそりします。**横断歩道で信号を待つとき、立ち話をするとき、いつでもやってくださいね。

Q　前のめりになってるかも？

A　今までかかとに重心を置いて立っていたら、そう感じるわ。まっすぐ立ったときに、足の指が床についていますか？　足の指を使って立つと自動的に脚もおしりも使えて、**スタイルがよくなりますよ。**

足の親指に力を込め、ひざを伸ばす。ももでひざを引き上げ、おしりを寄せる

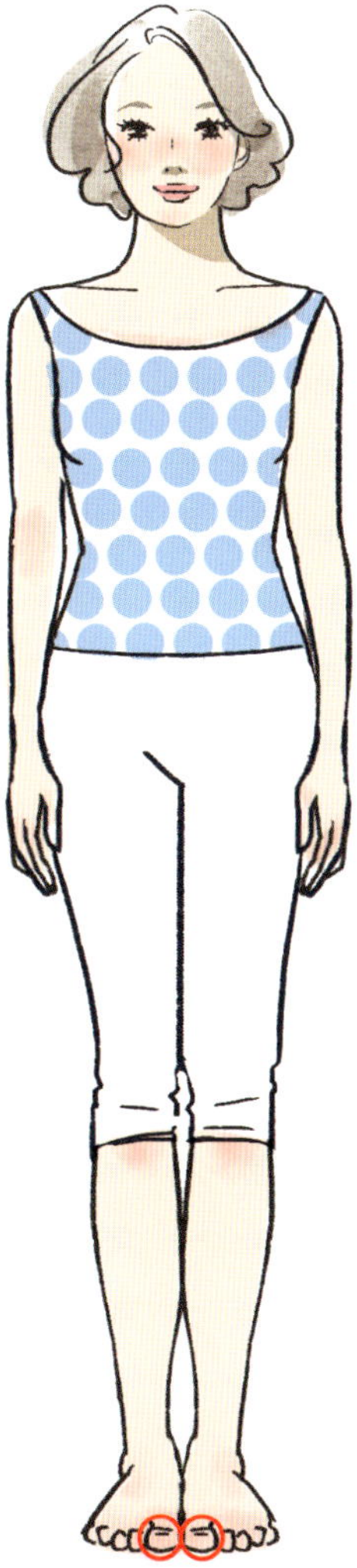

おしりがちゃんと寄ると、
お腹の筋肉が引き締まる。

横から見るとこんな感じ

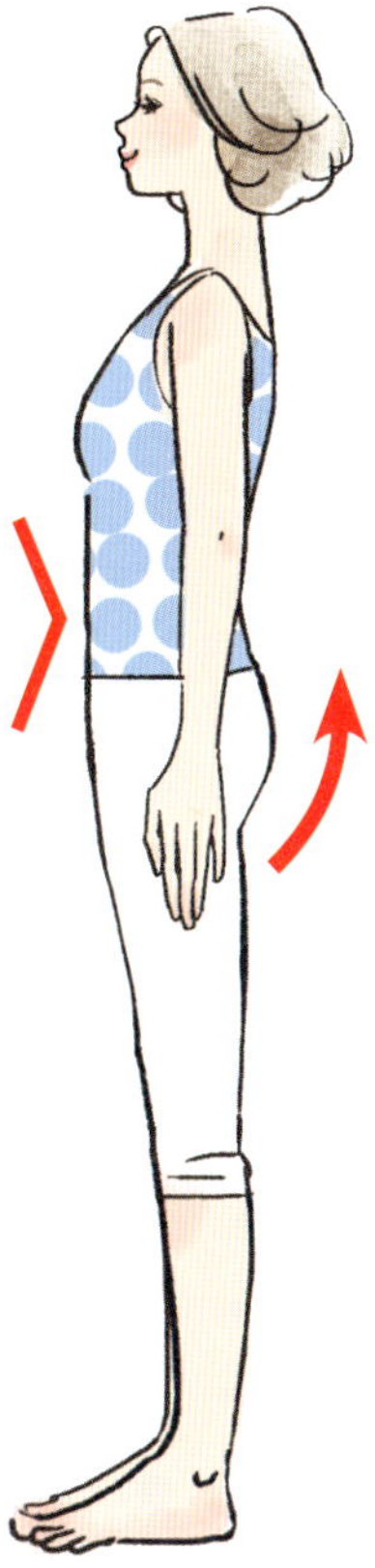

歩くのがラクになる きくち歩き

ここがポイント

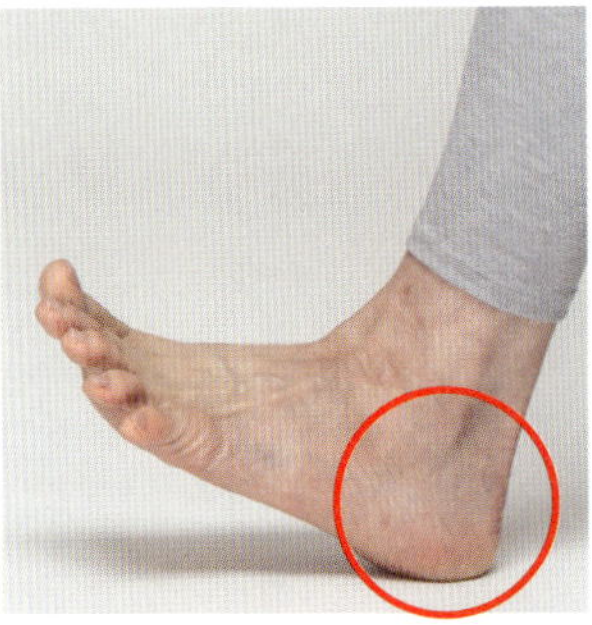

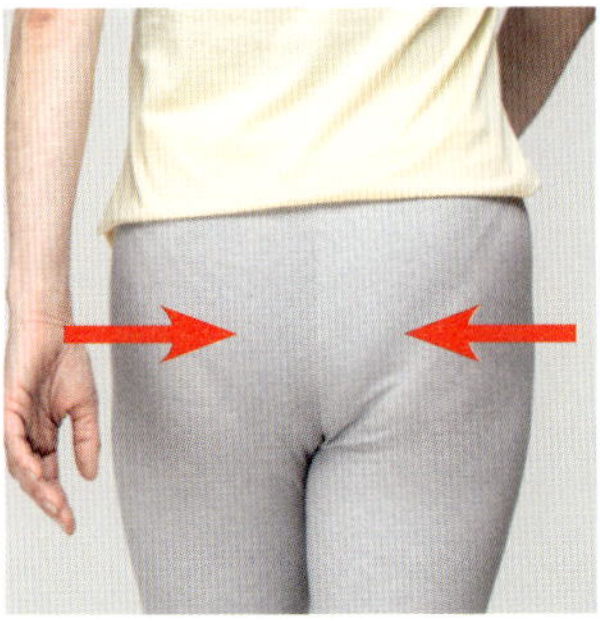

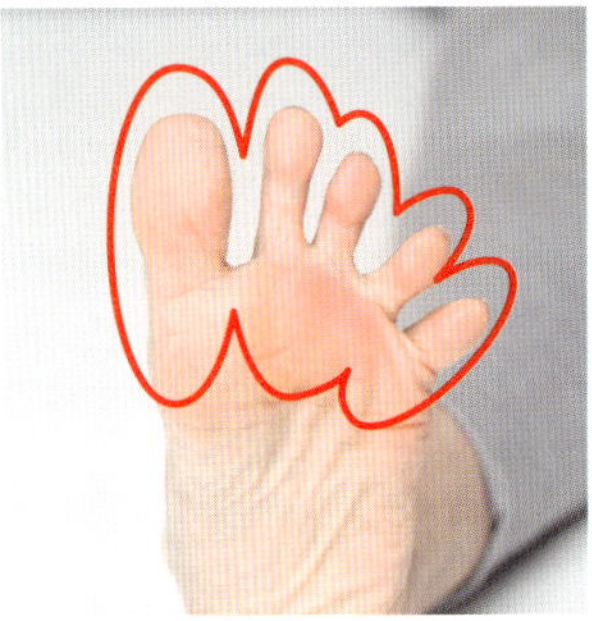

足裏の盛り上がっているところから指先までが「足の指」！　指全体を使って地面を蹴る。

かかとから地面につき、指で蹴って進みます。かかとから始まる筋肉は、脚の後ろ側を通っておしりにつながっているので、かかとを意識するとおしりを使って歩けるのです。たくさん歩いたり、速く歩いたりするより、**どこの筋肉を使っているかを意識しながら大またで歩く**ほうが、筋肉のためになります。無意識ではくせが出やすいので気をつけて。結果的に速く歩けるようになりますよ。

Q　**かかとから歩くと転びそうで危なくない？**

A　すり足で歩くくせがついているのね。ふくらはぎやももの裏、おしりが弱っているのだと思います。**意識を向けて、挑戦してね。**

かかとから地面に着地して、5本の指で地面を蹴って進む

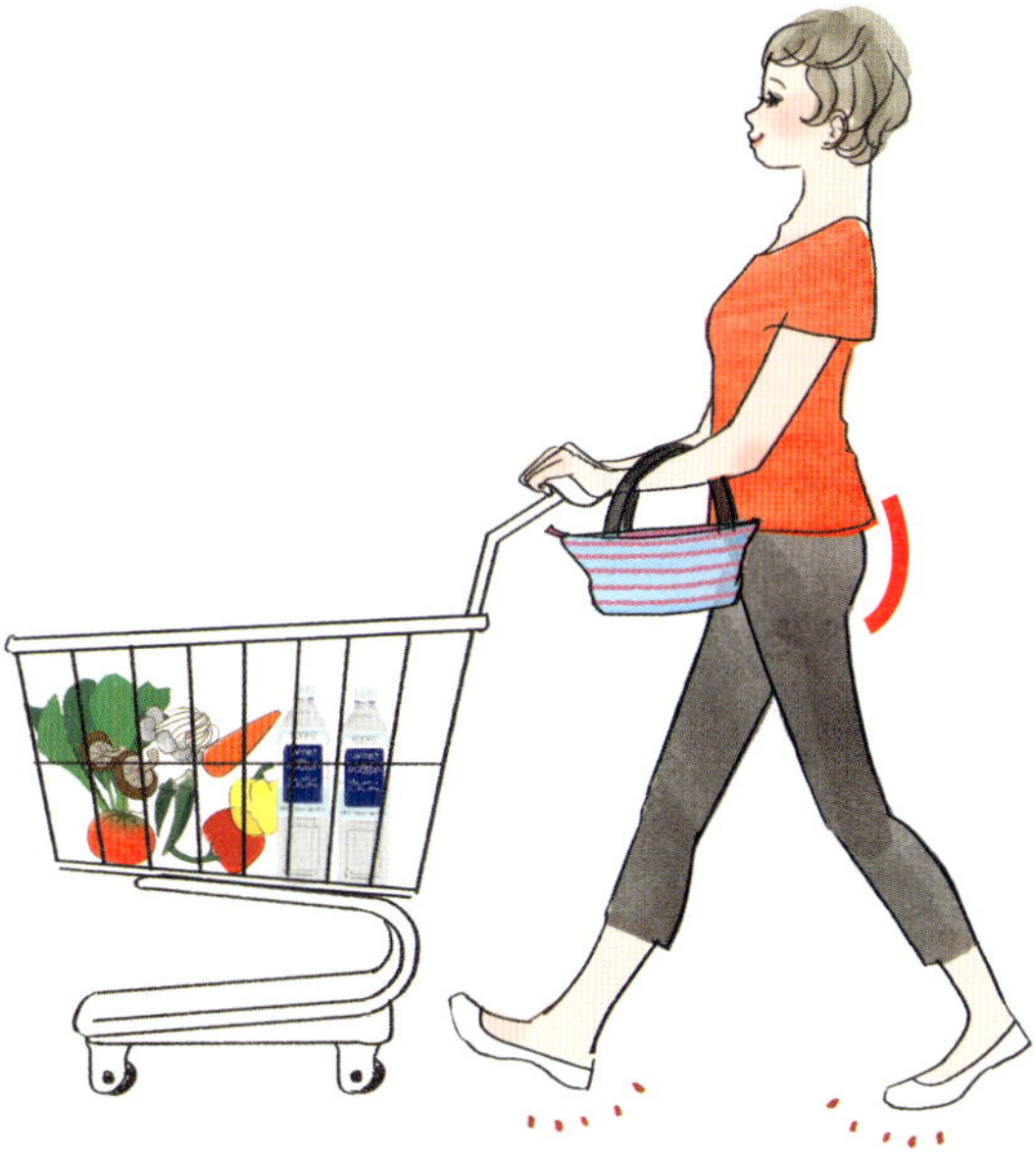

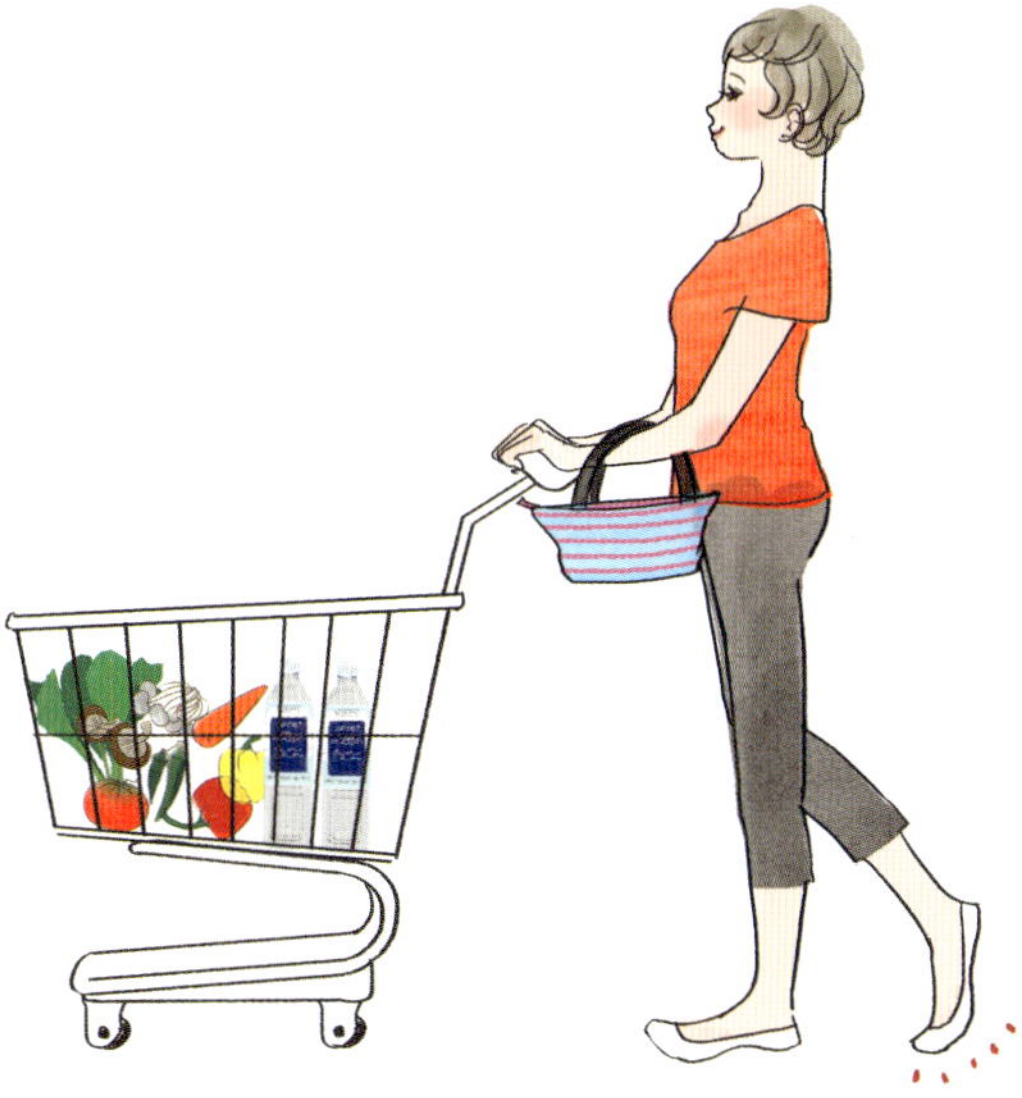

おしりを寄せて、肩を下げる。おへそから前に進むよう意識して、かかとを前に出す。後ろ足は指全体で地面を蹴る。

つまずかない転ばない**きくち昇り**

1 ももを上げて、かかとから着地

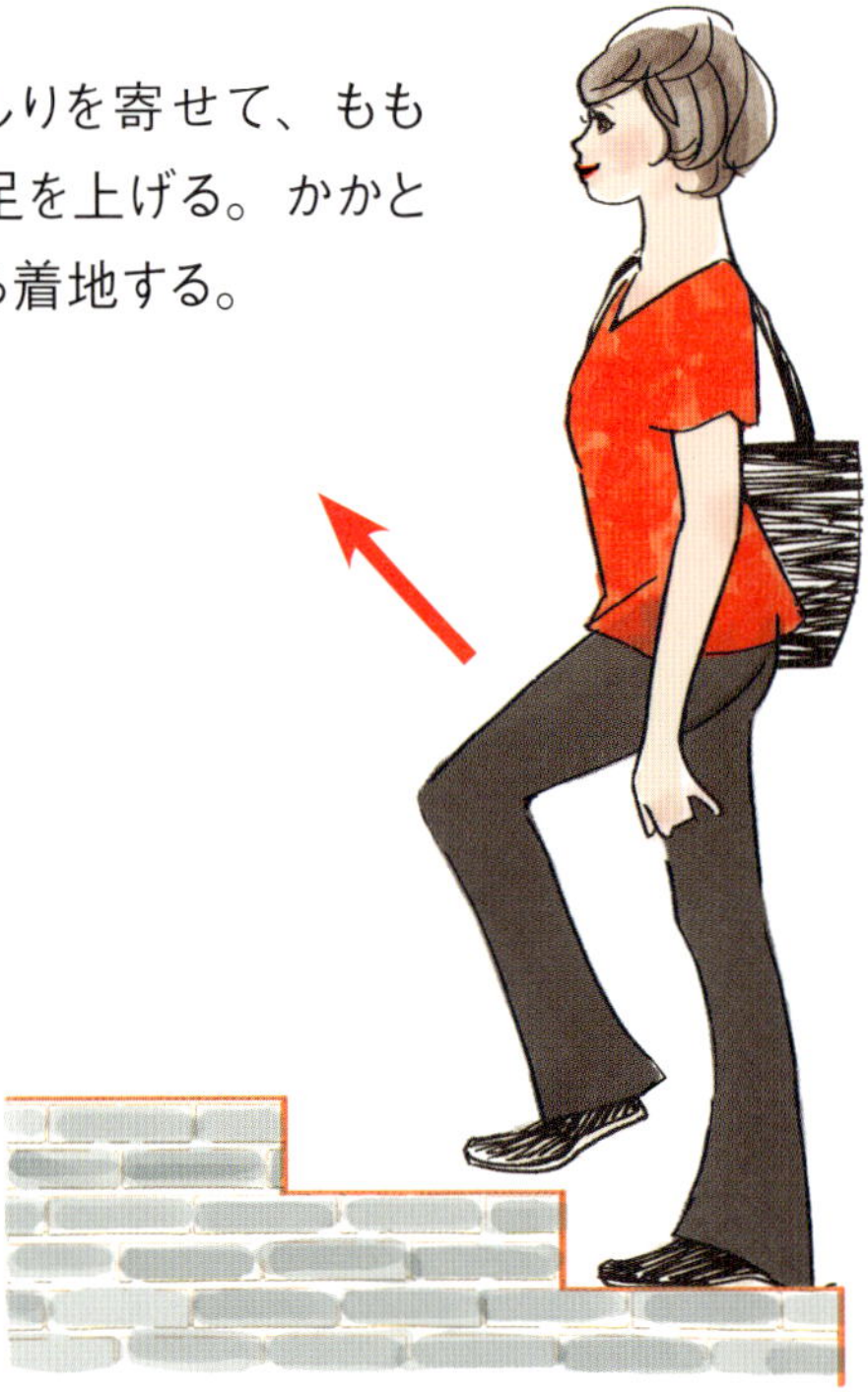

おしりを寄せて、ももで足を上げる。かかとから着地する。

階段を昇るとき、坂道を登るときはももから足を上げて、意識的にかかとから地面に着くようにします。ももはおしりに直結しているから、上げるとおしりに力がつくし、おしりが育てば**ラクに昇れるようになります。**階段や坂でつまずきやすい人は、つま先が上がっていないのよ。**転ばないためにも、ももとおしり、かかと、つま先を意識**してくださいね。

Q **ももが重くて上がらなかったら？**

A ももが重いのではなく、**力が弱っているん**ですよ。はじめはすぐ疲れるかもしれないけど、**力がついてくればラクに上げられる**ようになります。ここは努力よ！　がんばって。

2 足裏全体で体を支えてから、次の一歩を踏み出す

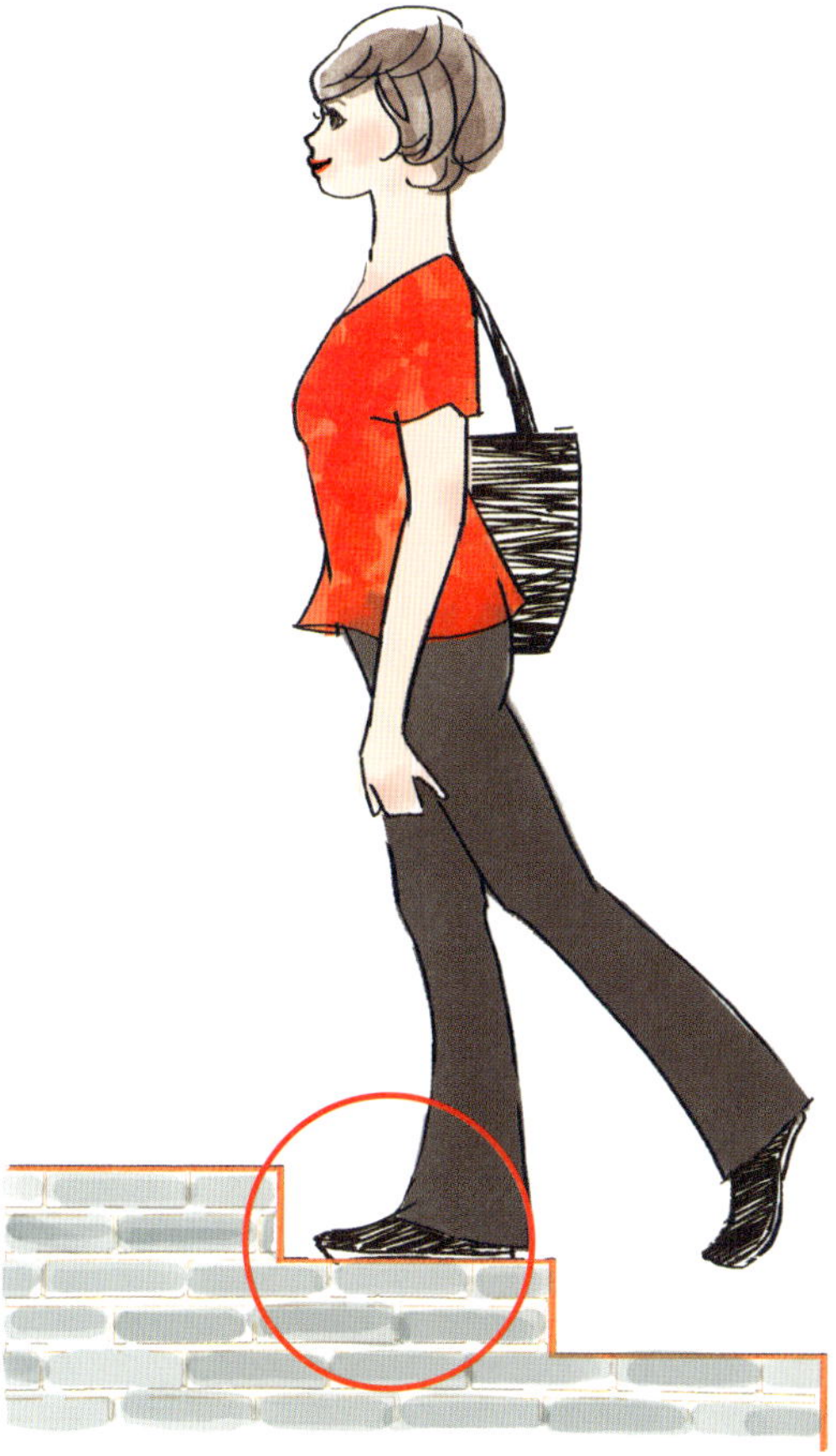

前に出した足の裏にしっかり体重をのせて体を安定させてから、次の一歩を踏み出す。

猫背がまっすぐになる**きくち降り**

1 軸足の足裏を踏みしめ、足を出す

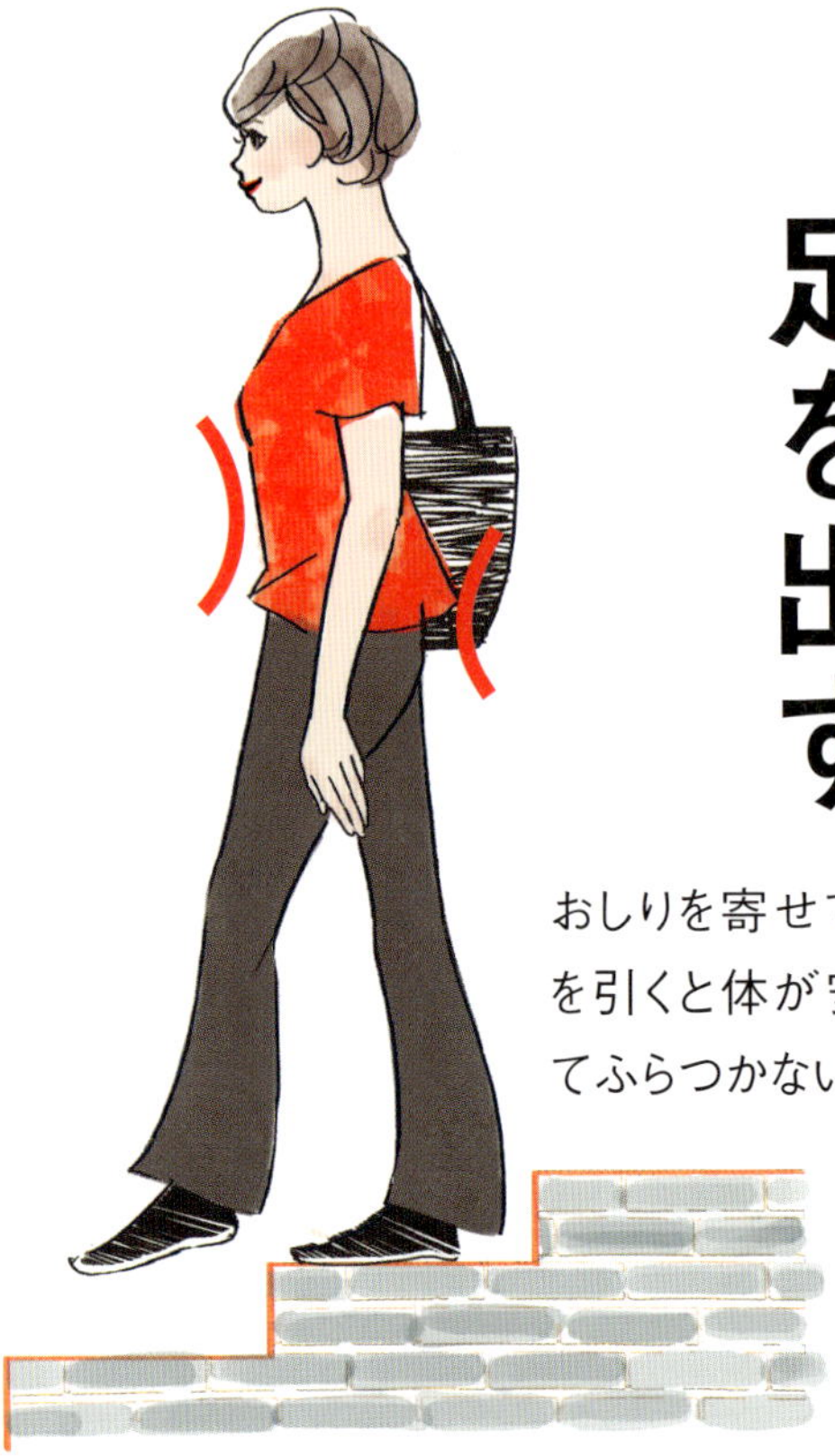

おしりを寄せてお腹を引くと体が安定してふらつかない。

階段を降りるとき、坂道を下るときは、おしりとお腹で背骨を支えて、**自分でブレーキをかけられるようにする**ことが大事。おしりを意識してゆっくり、つま先から着地して降りれば安心ですよ。**重力にまかせて降りてしまうのは危ない**から、気をつけてね。

Q

階段から落ちないかと心配です

A

私は足もとを見て一歩ずつゆっくり降りるようにしています。速く降りようとすると、足からも、おしりとお腹からも意識が抜けて階段を踏みはずしやすいですからね。人の邪魔にならないように**端に寄って、手すりの近くをゆっくり降りれば大丈夫**ですよ。

2 つま先から着地してから、足裏全体で体を支える

足を出すときも、おしりを
寄せてお腹を引き、上半
身をしっかり支える。

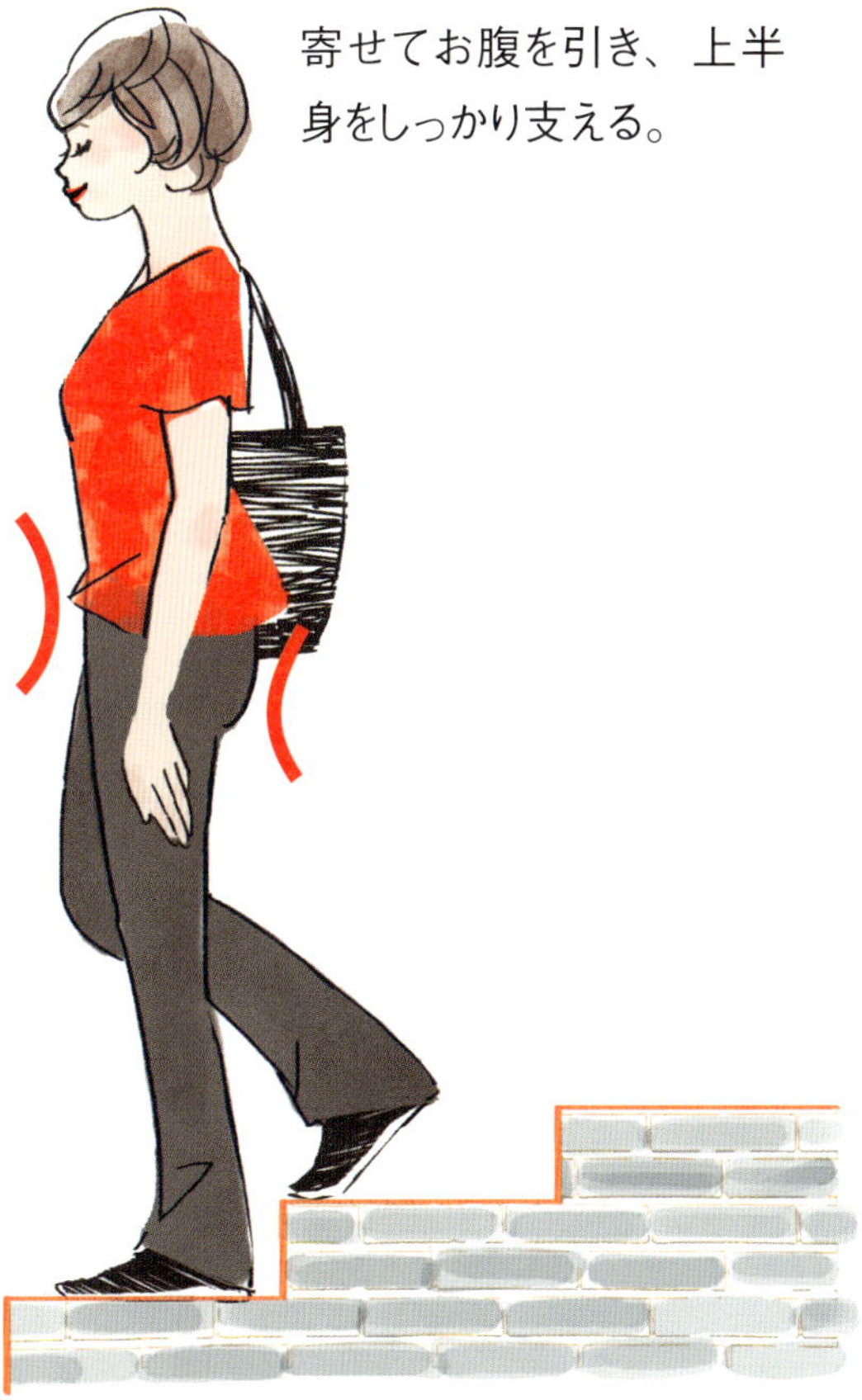

を育てていきたい

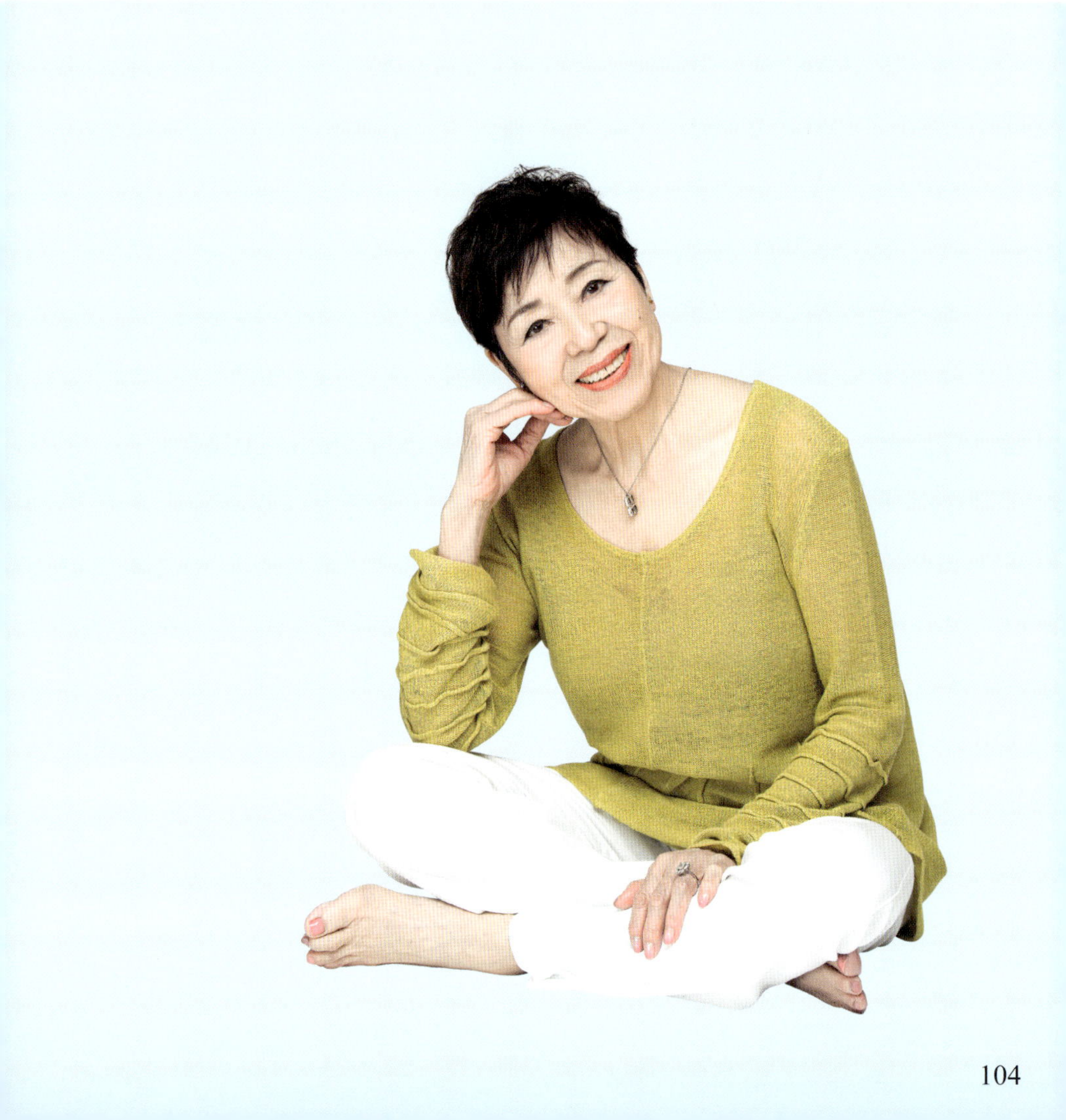

死ぬまで元気な体
菊池和子の習慣

85歳という年齢のせいなのか、この頃「奇跡の85歳」なんて言われることがあります。でも、奇跡というのは、なんにもしなくてもできる人のことを言うのですよね？　私はこの年になるまでずーっと、それこそ本当に努力をしてきましたから、「努力の85歳」だと思っています。

ここまで続けて来られたのは、まず第一に、自分が病気になりたくなかったから。もともとそれほど丈夫なほうではありませんから、絶対に弱らせてはダメだと思っていました。それともうひとつ、この体は私の命だと思っていますので、大切にいつくしんで、どこもダメにしないで生きたいと思っていましたから。

そこで、体操以外にも、私の体に必要と思うことを習慣にして続けています。その中からいくつかご紹介します。

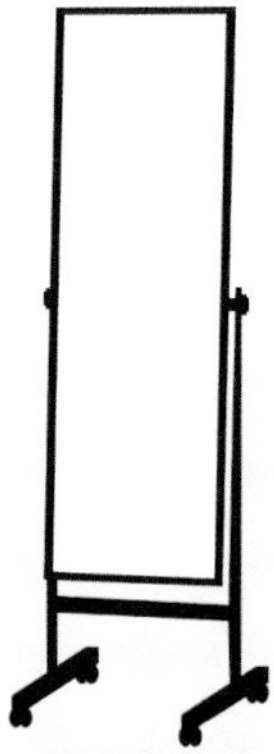

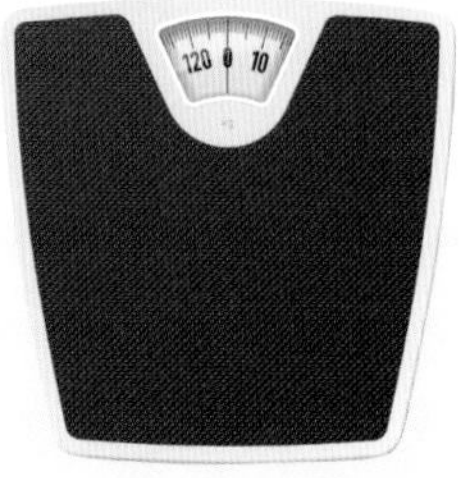

習慣 1

体重をはかる／全身を鏡で見る

体重をはかることと、全身を鏡でじっくりと見ること。これは、自分の体の状態を知るために、毎日欠かしません。特に大事なのは鏡。おうちに全身鏡がないという方には、「お誕生日プレゼントに買ってもらってね！」と毎年言っています。

鏡を見るのは、朝起きてすぐです。着ているものを全部とって素っ裸になります。ショーツを履いていたらおしりがどんな形になっているか全然わかりませんから。

夜、寝ている間は無意識なので、朝起きると体のくせがそのまま出ています。それを、左右のひざの高さは違っていないかな、おしりはちゃんと寄せられるかな、とよーく観察するのです。そうして、「あ、右側に傾いているわ」と気づいたら、どうすればまっすぐになるか、あれこれやってみます。素っ裸でも汗がぽろぽろ落ちてくるほど真剣にやります。

鏡というと顔しか見ていない人もいますが、それではダメなんです。おうちでも、できればあっちにもこっちにも鏡を置いて、自分の体がどうなっているのか観察してほしい。周りの人からは、全身が見えているのですから。

習慣
2

砂糖は食べない／硬いものを食べる

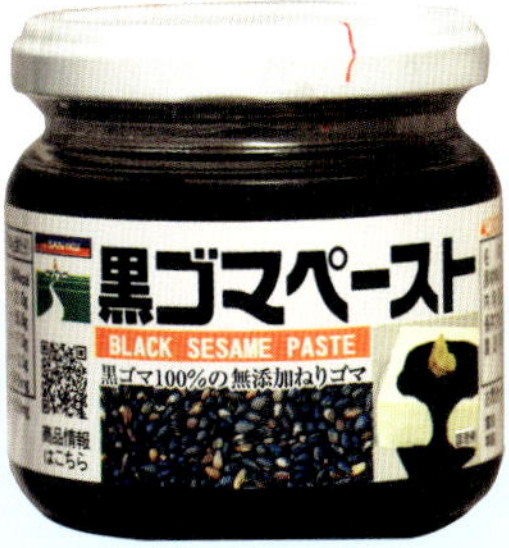

外ではたまに甘いものを食べることもありますが、うちには砂糖もお菓子もありません。では、私のおやつは何かと言うと、100%黒ゴマでできた黒ゴマペースト！　これが本当に美味しいんです。ちょっと疲れたなというときは、はちみつを混ぜて食べることもありますが、ふだんはそのままスプーンですくって食べています（笑）。仕事中でもおうちでも、「あー、お腹がすいた！」と思うとまず食べるのがこれなので、1週間で1瓶くらいすぐになくなってしまいます。もう50年以上食べていますね（笑）。

あとは、噛みごたえのある硬いものが好きなので、にんじんをスティックにしてポリポリかじったり、小魚のおやつやたくあん、ごぼうの酢漬けをかじったり。りんごもよく食べます。お菓子なら岩おこしかしら（笑）。とにかく硬いものが好き。でも近ごろは、おやつもツルッとしたものやふわふわのものばかりですね。〈習慣3〉でもご紹介しますが、硬いものを食べていれば血行がよくなって歯槽膿漏《しそうのうろう》になることもありません。本当に体にいいですから、ぜひ食べてほしいと思います。

黒ゴマペースト　価格510円（税抜き）三育フーズ (問)0438-62-2921

習慣
3

歯ぐきをマッサージする／しっかり噛む

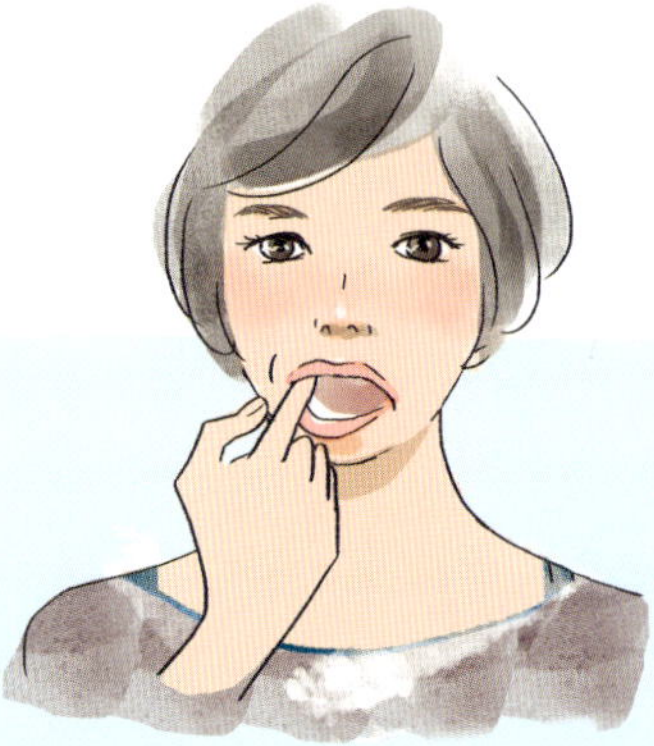

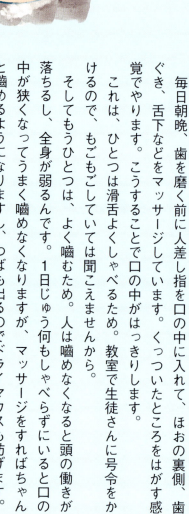

毎日朝晩、歯を磨く前に人差し指を口の中に入れて、ほおの裏側、歯ぐき、舌下などをマッサージしています。くっついたところをはがす感覚でやります。こうすることで口の中がはっきりします。

これは、ひとつは滑舌よくしゃべるため。教室で生徒さんに号令をかけるので、もごもごしていては聞こえませんから。

そしてもうひとつは、よく噛むため。人は噛めなくなると頭の働きが落ちるし、全身が弱るんです。1日じゅう何もしゃべらずにいると口の中が狭くなってうまく噛めなくなりますが、マッサージをすればちゃんと噛めるようになりますし、つばも出るのでドライマウスも防げます。

よく噛んで食べることは、脳を活性化するのに大事です。少しずつ口に入れてゆっくりと噛んでいれば、味覚が研ぎ澄まされますし、そのうちお腹がいっぱいになって、食べすぎることもありません。体にいい食べ物や食材にこだわる方も多いですが、いくら体によくても食べすぎてしまったらダメでしょう？　あまり細かくこだわらなくても、だいたいバランスがとれていて、それをよく噛んで味わって食べて、体を動かしてさえいれば、大丈夫だと思うのです。

習慣 4

肌を保湿する／首の前側を伸ばす

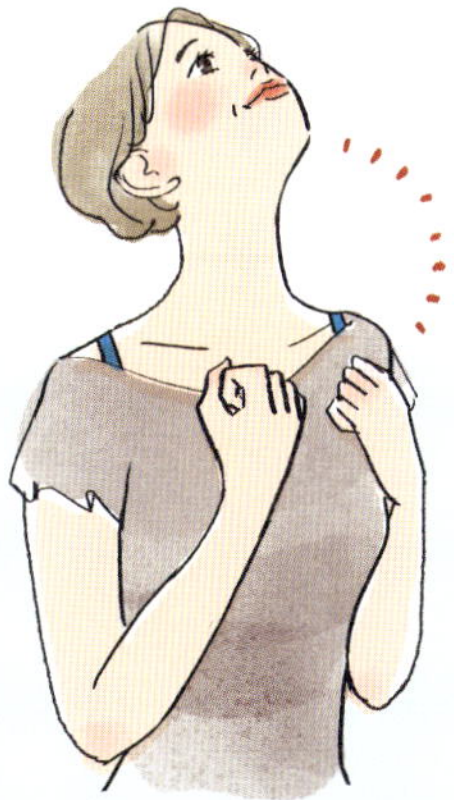

「先生、首にシワが全然ないですね！」と言われることがあるのですけれど、それは、胸を押さえながらあごをしっかりていねいに、上や斜め上に上げる体操をやっているからだと思います。首には、重い頭を支えていろいろな方向に動かすために、筋肉が複雑に走っています。首の筋肉は顔の筋肉にもつながっています。それをしっかりと使うようにしているのです。

シワといえば、お風呂から上がった後は、全身にクリームを塗るようにしています。皮膚がガサガサしてくるというのは、体の中の流れが悪いということ。皮膚に、ちゃんと生きていてね！という気持ちで塗っています。とくに気をつけているのはおしり。おしりは大事ですから、顔は忘れてもおしりは忘れないくらい、ちゃんと塗っています。

脚は、台に乗せてストレッチしながら塗っています。そうやって隙あらば体を動かす（笑）。頭も使っているから、ぼんやりしている暇はないですね。うちにはソファもないんですよ。腰を落として背もたれにもたれかかってだらっと座るとかえって疲れてしまうんです。リラックスするときは、床に座って開脚しています。

長生きが普通になったので、新しい生き方の提案です。

85歳、毎日、全力で仕事をしています

近所の奥さんたちに頼まれ、団地の集会所でささやかな体操教室を始めてから、早50年以上。「よくこんなに続けられましたね」と言われることがありますが、私にとって「きくち体操」は、日々生きることと同じ。だから続けるとか、続けないとかいうものではないのです。

ここ数年、テレビに講演会にと以前にも増していろいろなお声がかかるようになり、目のまわるような忙しさ！「うちには働き方改革は来ないわね」とスタッフと冗談を言い合いながら、「私も年齢的にいつ終わりがくるかわからないから生きている間はがんばろう！」と、気合いを入れ直してせっせと働いています。

こんなふうに注目していただけるのは、「私がずーっと変わらず伝え続けてきたことが、ようやくみなさんに伝わったのだわ、私が生きている間に間に合って」とうれしく思います。

「人生100年」が、いよいよ身近になってきました。 かつて50年と言われた寿命は、ちょうど2倍になりました。人生が2倍になって、若い時代が長くなるならいいのですが、実際には、なが〜いなが〜い「老後」が誰にも訪れるようになったということです。こんなにも長い老後を、どうやって過ごしたらいいのだろう。最後まで健康に過ごせるかしら。できれば、寝たきりにも認知症にもならず、人に迷惑はかけず、自分のことは自分でして、自分の足で歩いて過ごしたい。そう考えて、いろいろやってみたけれど、なかなか効果を感じられず、私の体操に興味を持つ方が増えているのだと思います。

というわけで、教室が満杯なのはありがたいことなのですが、「菊池先生のところに行けば寝たきりにならないのね」「お教室に行って認知症にならないようにしてもらいましょう」という気持ちで来ていただいても、私の力だけでは無理なのです。

なぜなら、**あなたの体をよくしていけるのは、あなただけ**なのですから。

「あなたの体はあなたが育てるんですよ」

「あなたの体をよくしていけるのは、あなたしかいないのよ」

そのことを、命がけで伝え、わかってもらうこと。みなさんに意識を変えてもらうこと。毎日がその戦いです。それが私の仕事なのです。

「きくち体操」は、脳と体をつなげる体操

ですが、教室でカミナリを100個くらい落としても、ボーッとしている人もいます。「おしりを寄せて！」と声を枯らして言っても、左右のおしりがでれーっと広がったままぴくっとも動かない。本人は「こうですか？」と必死で顔をしかめているので「顔じゃないのよ！　おしりよ！」なんて言ってしまうのですが、それだけ、自分の脳と体がつながっていないのです。

脳と体がしっかりとつながって、思い通りに動かせるからこそ、最後まで自分らしく生きられます。

最近は、体が元気でも認知症で隣町まで徘徊してしまったり、反対に、頭ははっきりしていても寝たきりの人もいます。たとえ寝たきりでも、ちょっとおしりを上げることができるだけで、介護してくださる方がどれほど楽になるか。100倍違いますよ。それがで

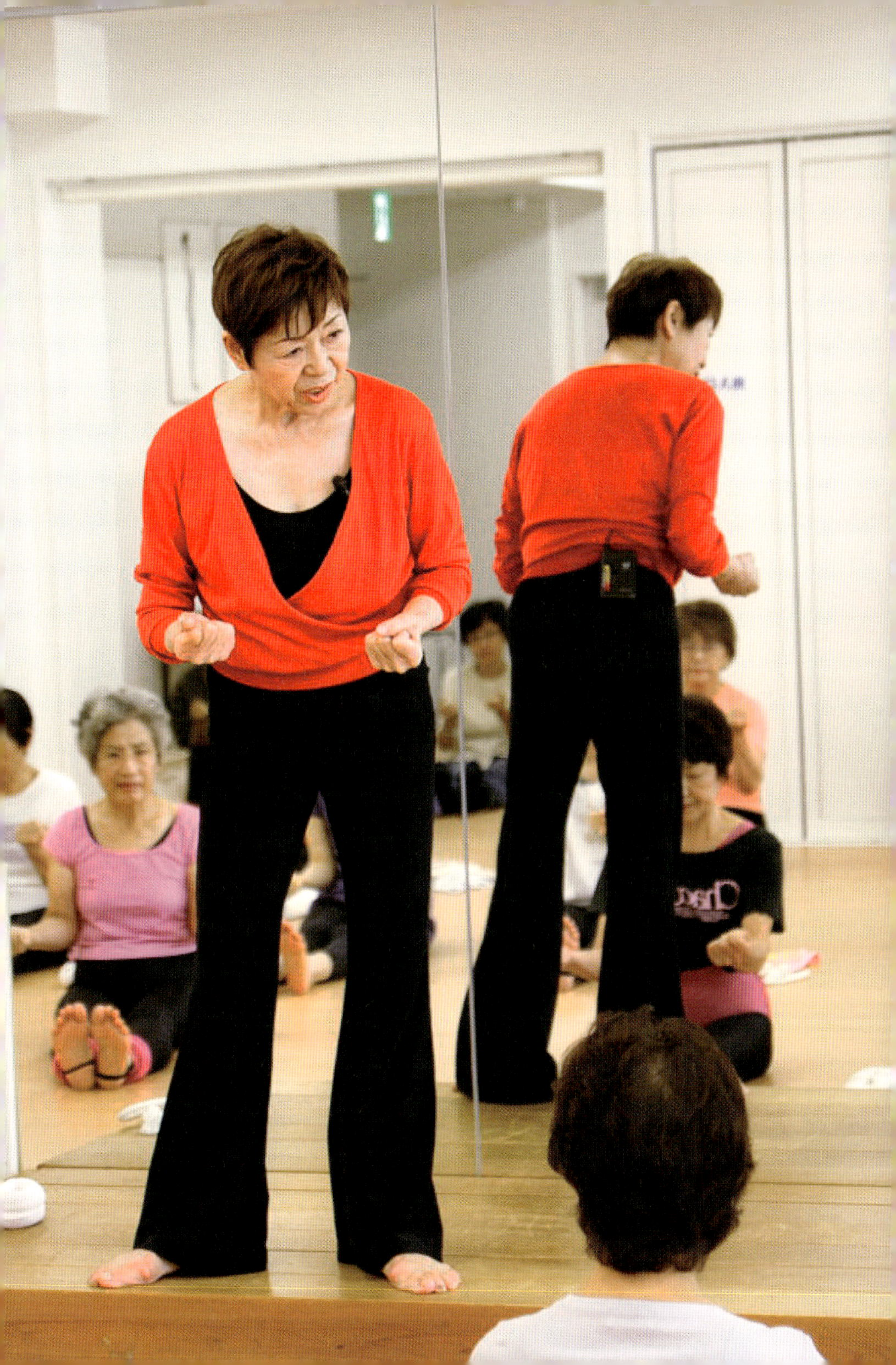

きるのも、脳と筋肉がつながっていてこそです。

いかに体のすみずみまで脳とつなげて、この体丸ごと全部を動かして生かしていくか。それを自分で自覚してやってもらうのが、「きくち体操」です。体はあなたの命そのものなんですから。

「きくち体操」では、体の部分部分に意識を向けて動かしていきます。

人差し指と小指とでは、動かしたときに感じが違う。人差し指を動かしたときは、脳の中で人差し指を司《つかさど》る場所の電気がパッとつき、小指を動かしたときは小指の場所の脳の電気がパッとつきます。そうやって、「今、ここをこう動かしている？」と確かめながら、脳と体をしっかりとつなげていくのです。

ただなんとなく運動をしたり、歩いたりするのではありません。**何をするにも、動かしているところを意識して動かす。そうやって、全身がいつもはっきりするように、感覚を磨き抜いているのです。**こういうことをしていれば、年をとって包丁が持てないわ、とか、細かい薬の仕分けができないわ、なんていうことはなくなると思うのです。

ですから、「体操」と言っても、私たちの**本当の目的は、「脳」を動かすこと。**足の指を開いたり、伸ばす動きをするときは、「足指の付け根のところから指を使って前に進むんだ、だからここの感覚がはっきりしていないといけないんだ」ということを頭で考えながら、指を1本1本動かす。1本1本動かしていくことで、ちゃんと筋肉が育ってきます。筋肉が育てば血行がよくなり、血液が末端までいきわたって、弱くなったところに力をつけてくれます。その力の刺激で、骨も丈夫になっていきます。

ただ単に「歩かなくては」とか「足腰を丈夫にしよう」と思っているだけでは、自分では動かしているつもりでも、いつも同じところだけを使っていたり、実際にはあんまり動いていなかったりします。

体の感覚をひとつひとつ研ぎ澄ませていけば、どこか調子が悪くなっても、自分ですぐ気がつくことができます。体を意識して動かしていくことで、今より少しでもよくしていくことができるのです。

クルマ社会になって、人は歩けなくなった

今、高齢者が車を運転することが大問題になっていますね。

昔は、歩いていけるところに商店街があって、お店の人や近所の人とおしゃべりを楽しみながら、毎日買い物をしたものでした。ところがクルマ社会になって、大きなショッピ

ングセンターばかりになり、そういった街の小さな商店はつぶれてしまって、車がなくては生活できなくなってしまいました。

私は昔、地方の保健所に頼まれて、よく地方をまわって体操を教えていたのですが、バブルのころでしょうか、農業のさかんなある地方の町に行ってびっくりしたことがありました。一軒一軒の家の前に、それぞれ車が何台も並んでいる。「住んでいる人の人数だけありますよ」と保健所の人が言うのです。もう、1人1台の時代になっていたのですね。これはいけない、小さい巡回バスとかの公共交通機関を作って、なんとかみんなが足を使える方法を考えないと全滅だわ。そう思って保健所の人に言ったのですが、残念ながら本当にそのとおりになってしまいました。**歩けないうえに車の運転もできなくなり、みんな困り果てています。**

車のことはひとつの例で、ほかの電化製品でもなんでも同じです。私たちが便利を追い求めてきたツケが今来ているのであって、本当は、便利と健康は決して仲よしにはなれないんです。**便利になればなるほど病人は増えていきます。**

それでもまだまだ便利を追求していこうとする世の中で、最期まで自分の足で歩き、食べ、考えて生きるにはどうしたらいいか。それをずっと考えて「きくち体操」をやってきました。

そして行き着いたのが、「おしり」です。

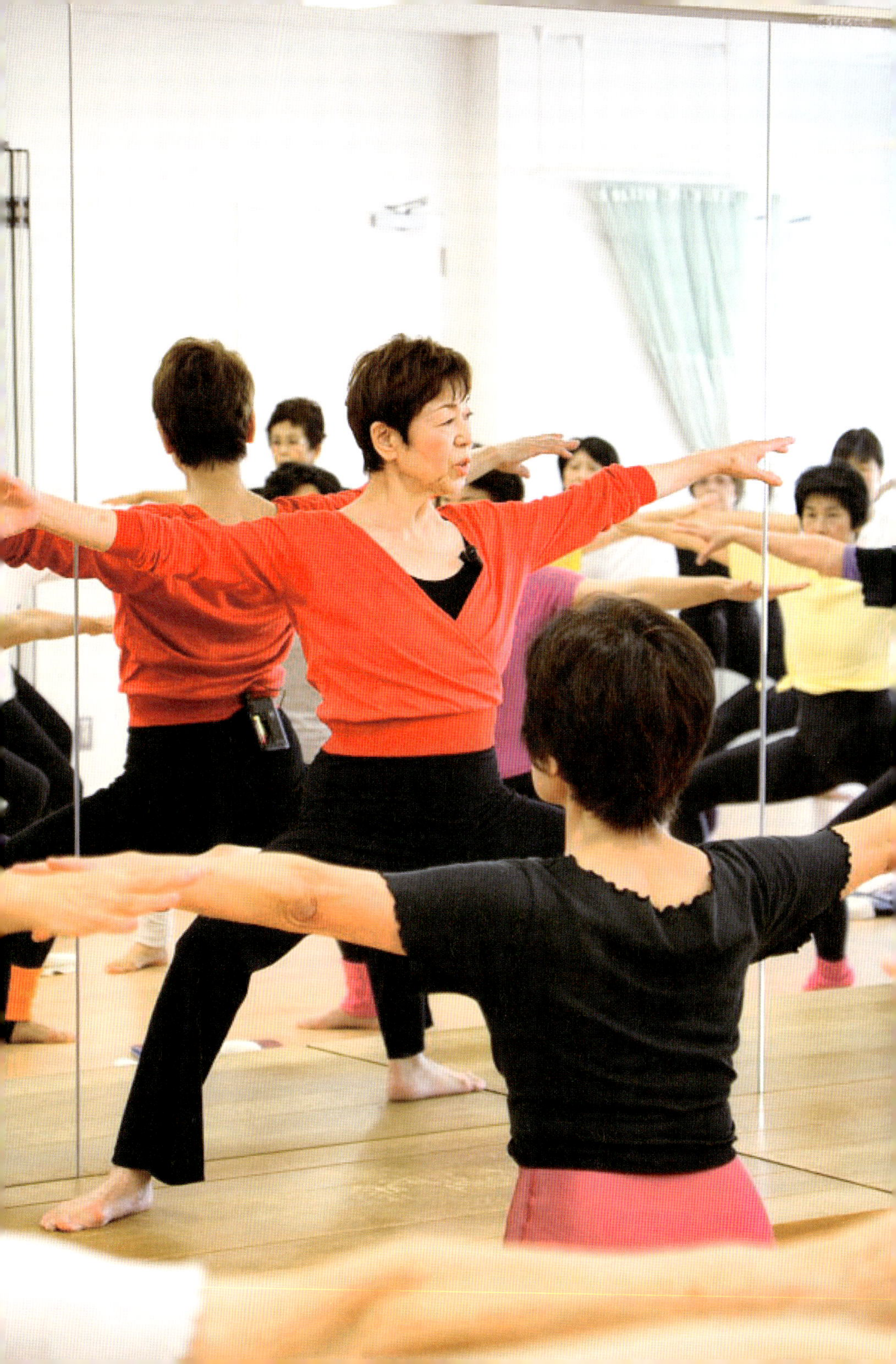

おしりの大切さ、知っていましたか？

人の体の中でおしりがいかに大切か。

おしりの働きを知れば知るほど、いったい誰がこんな仕組みを考えたの？とびっくりするくらい、どんなに素晴らしく、人体の中で重要な働きをしているかがわかってきて、圧倒される思いがします。そして死に際まで自分の足で立ち、歩いて生活していくには、絶対におしりをダメにしてはいけないと、強く実感しています。

みなさん、お腹が出ていることは気にするのですけれど、おしりは体の後ろにあってふだんあまり見ることがないので、意識している人は少ないのかもしれません。

でもおしりは、私たちが日常、動けていることの要なのです。

人類は、立ち上がって二足歩行をするようになり、両手を自由に使えるように進化してきました。

それを可能にしたのが、おしりの構造だといわれています。

おしりには、何層もの筋肉の層があって、上半身、下半身と全身につながっています。

まず、背骨のいちばん下の方は、仙骨という骨となって、左右の骨盤につながっています。そしてその骨盤に脚の骨がつながっています。

いいですか？　簡単に言うと、上半身と脚をつないでいるのはおしりの部分なのです。

おしりのおかげで、上半身全部の重さを支え、足を使って立ったり、歩きながらバランスを保っているのです。私たちの体が、ちゃんと動けるようにしてくれているのは、おしりなのです。

骨盤と仙骨は、強靭な腱《けん》や筋肉が、骨と骨がバラバラにならないように強力につなぎ止め、支え、動かしています。腱や筋肉は、いろいろな向きに何層にも重なりあって、体が自由に動けるようにできているのです。

ですから、おしりの筋肉を育てると、おしりにつながる腹筋が育ち、おしりとお腹の力で腰がしっかり支えられ、腰につながる背中の筋肉にも力がつきます。

そうすると、姿勢がよくなり、深い呼吸をすることができ、内臓の動きも活発になります。

ざっと説明しましたが、おしりというのは、尋常ではない、想像を絶するような場所なのです。

体って本当にすごいでしょう？　**誰だってこんなことは考えつかない。やっぱり神様がこんなふうにおつくりになったのだなと私は思ってしまうのです。**

しっかり働けている体は、美しい

こんなにすごい体をみんなが持っているのに、おしりを小さくしたいとか、足を細くしてかっこよくなりたいといって教室に来られる方もいます。

「かっこいい」という意味が、「しっかり動ける、働ける」という意味ならいいのですが、ほとんどの人は、見た目だけで体の働きなんか考えてもいないのではないでしょうか。

最近は女性でも〝ボディメイク〟のための筋トレが流行っているそうですが、メイクというのは化粧と同じで、本物を隠して美しく見せるためのもの。そういうふうに体を考えてほしくありません。体はあなたの命です。あなたの体は、この宇宙でたったひとつ。同じものはふたつとない、あなたの命そのもの。見せるために「つくる」のではなく、きちんと働けるように、愛情をかけて「育てる」のです。

何度も言いますが、誰もあなたの代わりにあなたの体を育てることはできません。

その体で、最後まで生きようと思うなら、**おしりを小さくしてはダメだし、二の腕も振り袖《そで》になんてしてはダメなのです。**

おしりにつながる太ももも、神様が大きくて太い筋肉にしてくれたのですから、細い足がいいなんて言っていたら、ちょっと年をとったら歩けなくなってしまいますよ。

実際に、お年寄りの中には、猫背になって、おしりを落として歩いている人を見かけますよね。最近は若い人でも猫背になって歩いています。あれは、おしりの筋肉が落ちて、上半身を支えられなくなっているのです。

おしりを使っていればきゅっと盛り上がって足が長く見えるし、背中の筋肉もしっかりとして、腕だって手だってよく動いて引き締まってきます。

きちんと働いている体は、強く、美しいものです。だから自然にかっこよく見えるのです。

92歳で大手術から復活した女性

かつてこんな生徒さんがいました。その方は大腿骨を骨折して、入院して大手術を受けました。年齢は92歳。その年齢からして、ああ、本当にお気の毒だけれど、もう助からないかもしれない、と誰もが思いました。だって90歳過ぎているのですから。

ところが、手術から数カ月。その方はなんと、自分の足で歩いて退院してこられたのです。本当に驚きました。久しぶりにお会いして話をうかがったら、「地獄でしたよ」と。

「死んでしまうならまだいいんです。でも、動けなくなったら周りに迷惑をかける。だから、寝たきりにだけはなるもんかと、死に物狂いでがんばったんです」

そうやって、手術をしてすぐから、自分で動かしたとおっしゃるのです。どんなに痛くてつらかったことでしょう。聞いていて涙が出ました。この方のように、人はいくつになっても、生きている限り、自分の努力で自分の体を復活させていくことができます。筋肉も骨も、生きて動かしている限り、新しく育っていくのですよ。

でもそれも、脳がはっきりしていてこそ。脳がきちんと、体の端々まで指令を出し続けることができれば、ずっと、体は働いてくれるのです。だから、脳と筋肉をつなげる訓練が必要なのです。これが、最後まで人に迷惑をかけずに生きるいちばんの方法なのです。

ですから、今日も体が生きて働いてくれていることに感謝してください。感謝の気持ちがなければ、体はよくなっていきません。「こんな太い足、イヤ！」なんて思っていたら、足だって動いてくれませんよ。細胞には、1個1個に意識があるのですから。

本当に素晴らしい体を、ひとりひとりが持って生まれてきたのです。

その体に、最後のその日まで、感謝をし、きちんと使い切って終わりたい。みなさんにもそうあってほしい。そういう思いで、今日も教室で声を張り上げてがんばっています。

おわりに

人生100年時代。最後の日までいきいきと、幸せに生きていく

「菊池さん、今日もお仕事？　がんばってらっしゃい」

「はい！　行ってまいります」

これは、私のいつもの朝の一コマ。玄関で100歳を超えた元気な大先輩に見送られ、教室に向かいます。私は5年前から、自分の終わり方を考えて移り住んだ、介護サービスつき高齢者住宅で暮らしています。ここでは、85歳の私も若輩者なのです（笑）。

このホームに入った当初は、「あの方90歳？　お元気ねえ」「えー!?　あの方は100歳？　しっかりご自分で歩いてらっしゃるわね！」と驚きの連続だったのですが、今はもう90歳

と聞いてもなんとも思わなくなってしまいました。ここでは、「おいくつ？」と聞かれて「85歳です」と答えると、「あら〜、まだお若いわね」と言われてしまうのです。

私は今も週6日、毎日電車を乗り継いで教室に通っています。生徒さんに少しでもよくなっていただきたくて、必死に教えている毎日です。

授業中は、あの方はこうすればよくなる、ここを意識して欲しいと、教室の中を飛び回っています。授業が終わっても、会議や取材、デスクワークなどがあり、家に帰ったらベッドに倒れこむような日々です。それを支えてくれているのは、私のおしりなのです。

それに、私は人を見ているけれど、私自身を見てくれる人はいないのです。「菊池さん、ここが曲がっているわよ」「もっと背筋を伸ばして！」なんて言ってくれる人はいないいんです。誰も言ってくれないからこそ、私は毎日懸命に、自分のおしりを自分でチェックしているのです。

この本を書くにあたって、90分間通して、おしりを中心にした授業をしてみました。もちろん、おしりが大事だということは、常日ごろ生徒さんたちに言っていますし、おしりの授業もしていますよ。でも改めて、初めから終わりまでどの動きも100％おしりを意識した授業をしてみたのです。

そうしたら、みんなの顔がきりっと引き締まって、賢そうに変わりました。同じ目鼻立ちなのに、顔がぱっと明るく、若々しく、人が変わったくらいに。おしりが上がったのはもちろんのこと、最後の深呼吸をするとき、普段だとどうしてもなんとなくひじが曲がったりする人も出るのですが、それは見事に、全員まるで天井を指先で突き刺すみたいにスキーッと伸びていました。自分でおしりの働きはわかってはいましたが、生徒さんたちのすごい変化を目の当たりにして、びっくりしました。おしりの偉大さを改めて見せつけられた思いがして感動しました。

たしかに、おしりを意識すると、よく動けるのです。おしりを意識すると、体の動きがラクになりますよ。

おしりは、上半身や腰を支えて、脚を支えて、股関節を支えてという重要な拠点になっていますので、おしりの筋肉は落としてはいけません。なぜ大きいかということをいつも考えて、大きい筋肉のままできちんと年をとっていけるようがんばりましょう。大きいおしりは、魅力的ですよ。

おしりは人を変える。ますますこの本を出す意義を感じて、このことを早く皆さんにお知らせしたいと思いました。おしりを生かし続けていけば、最後の日までいきいきと、幸せに生きていくことができると、今確信しています。

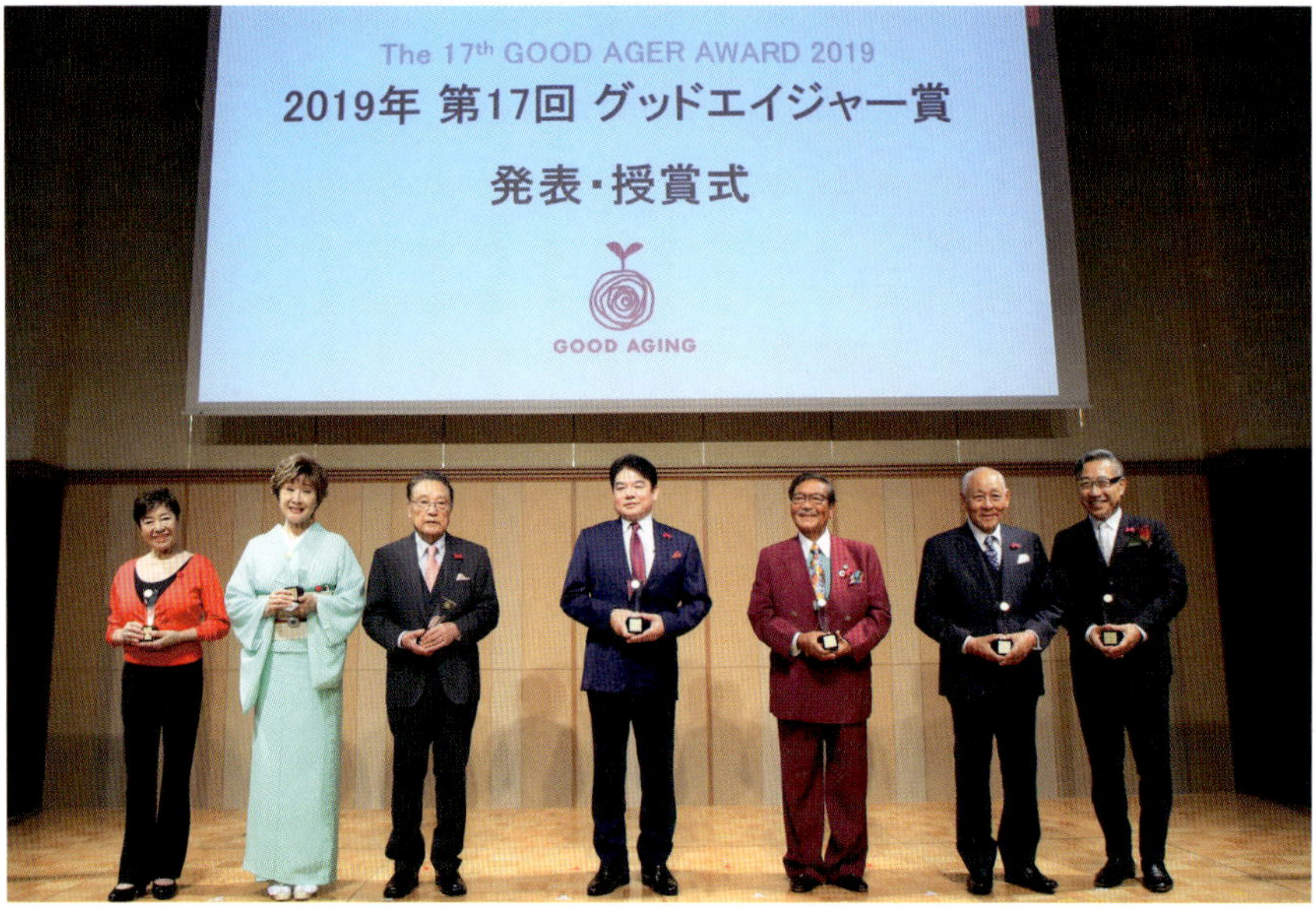

© 日本メンズファッション協会

こんなふうに、この年齢になってもいつもドタバタ忙しくしているのが目に留まったのか、このたび、日本メンズファッション協会が主催する「グッドエイジャー賞」をいただきました。この賞は、年を重ねてもいきいきと楽しく、かっこよく、そして魅力ある人生を送っている人に贈られる賞なのだそうです。

かっこいいかどうかはわかりませんが、こうして賞をいただけたのは、神様が、もっとがんばりなさいとおっしゃっているということなのかもしれません。それならば、「死に際まで強く、美しく!」みなさまといっしょにまだまだがんばっていきたいと思っております。

本書をお読みいただき、ありがとうございました。

2019年10月　菊池和子

［著者］
菊池和子（きくち・かずこ）
1934年生まれ。日本女子体育短期大学卒業。体育教師を経て「きくち体操」を創始。川崎本部のほか、東京、神奈川などの教室、カルチャースクールなどで指導を行う。心と体、脳とのつながりに着目した“いのちの体操”は、性別・年齢を問わず多くの支持を得ており、全国で講演多数。著書に、『指の魔法 奇跡のきくち体操』(集英社インターナショナル)、『はじめての「きくち体操」』(講談社+α新書)、『あぶら身がすっきり取れるきくち体操』(KADOKAWA)、『寝たままできる！ 体がよみがえる!! きくち体操』（宝島社）など多数。
https://kikuchi-taisou.com/

おしりが上がる驚異のきくち体操
――100万人のおしりを触ってたどり着いた超・健康の極意

2019年10月30日　第1刷発行

著　者――菊池和子
発行所――ダイヤモンド社
〒150-8409　東京都渋谷区神宮前6-12-17
http://www.diamond.co.jp/
電話／03･5778･7227（編集）　03･5778･7240（販売）

ブックデザイン・DTP ― 鈴木大輔、江﨑輝海（ソウルデザイン）
撮影――鍋島徳恭、赤石仁
ヘアメイク――小島けさき
イラスト――もと潤子
校正――鈴木由香
製作進行――ダイヤモンド・グラフィック社
印刷――勇進印刷
製本――ブックアート
構成――黒川ともこ、小嶋優子
編集担当――中村直子

ISBN 978-4-478-10803-1